Resch-Kröll

**Entwicklung durch
Bewegung**

BEWEGUNG — LERNEN — GESUNDHEITSENTWICKLUNG • BAND 1

Entwicklung durch Bewegung

von

Ulrike Resch-Kröll, MBA

Wien · Graz 2015

Bibliografische Information Der Deutschen Nationalbibliothek

Die Deutsche Nationalbibliothek verzeichnet diese Publikation in der deutschen Nationalbibliografie; detaillierte bibliografische Daten sind im Internet über http://dnb.d-nb.de abrufbar.

Alle Rechte vorbehalten.

ISBN 978-3-7083-1014-5
NWV Verlag GmbH
Faradaygasse 6, 1030 Wien, Österreich
Tel.: +43 1 796 35 62-24, Fax: +43 1 796 35 62-25
E-Mail: office@nwv.at

Geidorfgürtel 24, 8010 Graz, Österreich
E-Mail: office@nwv.at

www.nwv.at

© NWV Neuer Wissenschaftlicher Verlag, Wien · Graz 2015

Druck: Theiss GmbH, 9431 St. Stefan im Lavanttal

Vorwort

„Moveo, ergo sum" – ich bewege, also bin ich – ursprünglich vom spanischen Arzt Antonio Alonso Cortés (1866) benannt, spiegelt das MH Kinaesthetics Bildungssystem in der Schulung der eigenen Bewegung, der Bewegungssensibilität und der Selbstwahrnehmung wieder. Menschen leben und überleben durch das Funktionieren verschiedener Bewegungsabläufe im Körper. Beginnend mit der Zellteilung könnten wir sagen, dass alles Leben Bewegung ist.

„Cogito ergo sum" – ich denke, also bin ich – damit begründete Rene Descartes im Jahr 1641 die Erkenntnisfähigkeit und stellte fest, dass der Mensch nur existieren kann, weil er denkt – nur denken macht den Menschen aus.

Beides, den bewegungsbasierten und den kognitiven, rationalen Teil benötigen wir Menschen vereint, um eine Bildungsentwicklung und somit eine Lebensentwicklung zu erreichen. Dem ganzheitlichen Ansatz in der Vereinigung von Körper, Geist und Seele soll an dieser Stelle entsprechenden Wert und Bedeutung gegeben werden.

In diesem Band beschäftigen wir uns mit dem MH Kinaesthetics Bildungssystem. Dieses legt den Schwerpunkt auf die Alltagsbewegung und stellt somit eine Grundlage für Lernen und Gesundheitsentwicklung dar. Das Pilotprojekt „Gesunder Start – einfach mehr Bewegung" beschäftigt sich mit der Bedeutung von Bewegung von Kindesbeinen an und wurde mit Pädagog/innen und Betreuer/innen den Gemeinden Hollenegg, St. Martin im Sulmtal und Wies, Steiermark/Österreich umgesetzt. Als Hauptinhalt des Projektes wurde das MH Kinaesthetics Bildungssystem als Werkzeug eingesetzt – zusätzlich zu allen anerkannten pädagogischen Wissenschaften, die von den Pädagog/innen und Betreuer/innen als Basiswissen dienten. Im Projekt selbst wurde der Blickpunkt auf die Bewegungsperspektive gelegt und somit die Verbindung zur Alltagsbewegung und zum Lernen erstellt.

Die Inhalte des Projektes wurden mit den Begründern von MH Kinaesthetics, Dr. Lenny Maietta und Dr. Frank Hatch, sowie mit der Dozentin und MH Kinaesthetics Trainerin Christine Pauli-Jagoditsch er- und bearbeitet. Die Projektleitung wurde von KMLH AT/IT KG in Kooperation mit KMLH GmbH Deutschland übernommen. Die Auswertung der Daten Evaluation führte die Firma Silverage GmbH Freiburg durch.

Dank der Zusammenarbeit mit den leitenden Pädagog/innen sowie allen mitwirkenden Pädagog/innen und Betreuer/innen konnten auch die Eltern am Projekt beteiligt werden.

Die Durchführung des Projektes wäre nicht möglich gewesen ohne die finanzielle Unterstützung des Landes Steiermark sowie der beteiligten Gemeinden Hollenegg und St. Martin im Sulmtal. Den Bürgermeistern beider Gemeinden Ing. Franz Resch (Hollenegg) sowie Josef Steiner (St. Martin im Sulmtal) sei dafür herzlichst gedankt. Dank gilt aber auch allen leitenden Pädagog/innen der beteiligten Institutionen sowie allen Pädagog/innen und Betreuer/innen dieser Institutionen, die die Durchführung dieses Projektes durch ihre Mitarbeit ermöglicht haben. Ein herzliches Danke an meinen Mann, Univ.-Prof. Dr. Wolfgang Kröll, für seine mentale Unterstützung während der Erstellung des Manuskripts. Bei Mag. Gerald Muther, Neuer Wissenschaftlicher Verlag, bedanke ich mich für die Möglichkeit in diesem Verlag eine Reihe zum Thema Bewegung — Lernen — Gesundheitsentwicklung publizieren zu können.

Inhaltsverzeichnis

Vorwort 5

Abkürzungsverzeichnis 11

1. Einleitung 13

2. Beweggrund für die Durchführung dieses
   Pilotprojektes 17

3. Ziel der Untersuchung 21

4. Forschungsfragen 23

5. Gesundheit und Krankheit: Definitionen 25

6. **Internationale und nationale Regelungsinstrumente für
   Gesundheitsförderung und Prävention** 29

6.1 Internationale Regelungsinstrumente für
    Gesundheitsförderung und Prävention 29

6.2 Nationale Regelungsinstrumente für Gesundheitsförderung
    und Prävention 31

7. **Gesundheitsförderung** 33

8. **Die motorische Entwicklung des Kindes- und
   Jugendalters** 39

8.1 Die pränatale motorische Entwicklung 39

8.2 Die motorische und kognitive Entwicklung des
    Neugeborenen 40

    8.2.1 Die motorische Entwicklung des Neugeborenen 40

    8.2.2 Die kognitive Entwicklung des Neugeborenen 41

8.3 Die körperliche und kognitive Entwicklung im ersten und
    zweiten Lebensjahr 42

Inhaltsverzeichnis

   8.3.1 Die körperliche Entwicklung im ersten und zweiten Lebensjahr 42

   8.3.2 Die kognitive Entwicklung im ersten und zweiten Lebensjahr 43

8.4 Die Entwicklung von motorischen und kognitiven Fähigkeiten im Vorschulalter 44

   8.4.1 Die Entwicklung von motorischen Fähigkeiten im Vorschulalter 44

   8.4.2 Die Entwicklung von kognitiven Fähigkeiten im Vorschulalter 45

8.5 Motorische und kognitive Entwicklung im Schulalter 46

   8.5.1 Motorische Entwicklung im Schulalter 46

   8.5.2 Kognitive Entwicklung im Schulalter 46

8.6 Die motorische und kognitive Entwicklung im Jugendalter 47

   8.6.1 Die motorische Entwicklung im Jugendalter 47

   8.6.2 Die kognitive Entwicklung im Jugendalter 47

8.7 Die Entwicklung von Wahrnehmung und Motorik 48

   8.7.1 Grundlagen der Wahrnehmungsentwicklung 48

   8.7.2 Die Entwicklung der motorischen Wahrnehmung 49

9. Die Entwicklung der MH Kinaesthetics 51

9.1 Phase I: Der Ursprung an der University of California 51

9.2 Phase II: Die breite Anwendung in der Praxis 51

9.3 Phase III: Die wissenschaftlich – methodische Weiterentwicklung 52

9.4 Grundlagen 53

   9.4.1 Die eigene Bewegung für die menschliche Entwicklung nutzen 55

   9.4.2 Schädliche Bewegungsmuster im Alltag ausfindig machen und reduzieren 56

9.5 Methodische Werkzeuge von MH Kinaesthetics 57

   9.5.1 Methoden 57

	9.5.1.1	MH Kinaesthetics Bildung	57
	9.5.1.2	Das MH Kinaesthetics-Bildungssystem	57
	9.5.2	Die methodischen Werkzeuge von MH Kinaesthetics	58
9.6		Die Bildungsaspekte in MH Kinaesthetics	60
9.7		MH Kinaesthetics als Selbstevaluationsprozess	60
9.8		Grundlagen der Verhaltenskybernetik	71
	9.8.1	Motor-sensorische Regulierung des Verhaltens	73
	9.8.2	Untersuchungen zum Social Tracking	77
	9.8.3	Die Fähigkeit des Kindes im Social-Tracking	79
	9.8.4	Theorie und Konzepte	81
	9.8.5	Selbstregulation	81
	9.8.6	Verhaltensphysiologische Integration	82
	9.8.7	Feedback-Prinzipien der Bewegungsintegration	83
	9.8.7.1	Feedback-Kontrolle der Umgebung	83
	9.8.7.2	Motorische Kontrolle von Empfindung und Wahrnehmung	84
	9.8.7.3	Kybernetische Theorie des Lernens und des Gedächtnisses	85
	9.8.7.4	Soziale Feedback-Prinzipien	86
	9.8.7.5	Feedback-Kontrolle der natürlichen Selektion und Evolution	87
9.9		Verhaltenskybernetik: Bewegung, Interaktion, Lernen	88
	9.9.1	Die Bedeutung der Bewegung bei der Selbstkontrolle von Verhalten	88
	9.9.2	Beziehungen zwischen Bewegung und vitalen Systemen	89
	9.9.3	Das Erlernen von Bewegung	89
	9.9.4	Kybernetische Analyse der Rahmenbedingungen von Produktivität und Sicherheit am Arbeitsplatz	91
10.		**Ziele des Pilotprojektes**	**93**
10.1		Zielgruppen	94

Inhaltsverzeichnis

10.2 Projektablauf 95

11. Ergebnisse **99**

11.1 Erlernen der methodischen Fähigkeiten 99

11.2 Zufriedenheit der Pädagog/innen 102

11.3. Einfluss der Alltagsaktivitäten auf die Gesundheit 102

11.4 Die Bedeutung der Optimierung der Bewegungskompetenz 104

11.5 Der Einfluss von MH Kinaesthetics auf die eigene Bewegung und Gesundheit 106

11.6 Verständnis für alltägliche Bewegungsabläufe 107

11.7 Bewegungsprozesse als Lösungsansatz 108

12. Diskussion **111**

13. Fazit **117**

14. Literatur **119**

14.1 Bücher und Zeitschriftenartikel 119

14.2 Internetquellen 122

Tabellenverzeichnis 123

Abbildungsverzeichnis 125

Stichwortverzeichnis 127

Abkürzungsverzeichnis

ASVG	Allgemeines Sozialversicherungsgesetz
BGBl	Bundesgesetzblatt
ff	fortfolgende
GmbH	Gesellschaft mit beschränkter Haftung
GÖGG	Bundesgesetz über die Gesundheit Österreich GmbH
GQG	Bundesgesetz zur Qualität von Gesundheitsleistungen
Hrsg.	Herausgeber
idgF	in der gültigen Fassung
iVm	in Verbindung mit
MH	Maietta – Hatch
ÖAZ	Österreichische Ärztezeitung
vgl.	vergleiche
WHO	World Health Organisation

1. Einleitung

Je früher Menschen sich effektiv bewegen, desto eher sind die körperliche und die geistige Leistungsfähigkeit bis ins hohe Alter gewährleistet. Diese motorischen Aktivitäten müssen dabei jedoch auf freiwilliger Basis erfolgen und dürfen nicht „verordnet" werden. Anders gewendet: der Mangel an Bewegung führt zu Einschränkungen der motorischen Leistungsfähigkeit und damit zu negativen Auswirkungen auf die Gesundheit der betroffenen Menschen, u. a. auf die körperliche Ausdauer unter Berücksichtigung der Herz-Kreislauffunktion, auf die Koordinationsfähigkeit hinsichtlich Gleichgewichtsfunktion sowie auf die Kraftfähigkeit im Blick auf Knochenstatus und Rückenbeschwerden. Eine Untersuchung der Universität Salzburg zeigt, dass das Niveau der motorischen Leistungsfähigkeit unserer Jugend innerhalb der letzten 30 Jahre dramatisch zurückgegangen ist[1].

Dieser Rückgang des motorischen Leistungsniveaus hat aber nicht nur Auswirkungen auf die physische Gesundheit jedes Einzelnen, dieser Rückgang des motorischen Leistungsniveaus wirkt sich auch negativ auf die psychischen Fähigkeiten jedes Einzelnen aus. Die Abnahme der motorischen Leistungstahlgkeit korreliert positiv mit der Zunahme von Verhaltensauffälligkeiten und Verhaltensstörungen. **Effektive Bewegung führt zur Neurogenese**[2]. Tiere entwickeln aber nur dann mehr Neuronen und Synapsen, wenn sie diese Bewegungsaktivitäten freiwillig durchführen, jeder Zwang hingegen führt zur Ausschüttung von Stresshormonen und wirkt daher kontraproduktiv.

Lern- und Verhaltensstörungen sowie Gesundheitsprobleme bei erwachsenen Menschen sind zwar multikausal, lassen sich aber vielfach auf Ereignisse und Erfahrungen im Umgang mit Eltern, Kinder-Pädagog/innen und Lehrerinnen in der frühen Kindheit und Jugend zurückführen. Eine im Auftrag der WHO durchgeführte Studie macht

---

1 Kinder und Bewegung: Maßnahmen dringend gefordert. ÖAZ 17: 10. September 2011, 42 - 44.
2 Hüther G (2011) wie Embodiment neurobiologisch erklärt werden kann. In: Storch M, Cantieni B, Hüther H, Tschacher W (Hrsg.) Embodiment. Die Wechselwirkung von Körper und Psyche verstehen und nutzen. 2. Auflage. Verlag Hans Huber. Bern. 73 - 97.

deutlich, **dass sich weltweit zwei Drittel der Kinder zu wenig bewegen**. Darunter **leidet einerseits ihre Gesundheit**, andererseits werden dadurch **auch ihre Lernmöglichkeiten sowie ihre Lernfähigkeiten beeinträchtigt**. Gewohnheitsmuster, wie sie in der frühen Kindheit erlernt bzw. eingelernt worden sind, beeinflussen die Gesundheit und die Verhaltensmuster im Erwachsenenalter und wirken sich auch im hohen Lebensalter noch positiv bzw. negativ aus. Zahlreiche Beeinträchtigungen physiologischer Abläufe, wie etwa die Regulationsprozesse des Herz-Kreislaufsystems, der Muskulatur und des knöchernen Skelettsystems, aber auch psychische Beeinträchtigungen wie Depressionen und Angstzustände in späteren Lebensjahren lassen sich vielfach auf Versäumnisse in der Kindheit zurückführen.

Daraus könnte man nun als einfache Regel ableiten: **es muss mehr Bewegung in den Alltag unserer Jugend integriert werden**. Verantwortlich dafür, dass Kindern das Recht auf Bewegung eingeräumt wird, dass Kinder folglich die Möglichkeit besitzen, sich der „Natur gemäß"[3] zu entwickeln, dass Kindern also die Möglichkeit geboten wird ihre motorischen und geistigen Fähigkeiten adäquat auszubilden, sind die Eltern und Erziehungsberechtigten. Und **dafür verantwortlich sind** aber auch jene Menschen, denen unsere Kinder im Kindergarten, in der Schule, in der Freizeit anvertraut werden. Verantwortlich dafür sind aber nicht nur die **Erziehungsberechtigten** und die **Erzieher**, verantwortlich dafür ist auch die **Politik**. Der Politik obliegt es, in den Kindergärten, in den Schulen und in Betreuungseinrichtungen die **Rahmenbedingungen zu schaffen**. D. h. konkret die **Qualifikation der Pädagog/innen** sicherzustellen, um die Notwendigkeiten effektiver Bewegungen auch ausreichend integrieren zu können. Wir alle sind also gefragt. Wir alle haben dafür Verantwortung zu tragen.

Die WHO ermutigt sowohl Eltern als auch die angesprochenen Berufsgruppen nicht nur zu handeln, sondern fordert vielmehr dazu auf Interventionen anzubieten mit dem Ziel die körperliche Aktivität der Kinder zu fördern. So empfiehlt die WHO einerseits **innovative Gesundheitsprogramme für Kindergärten und Schulen anzubieten**, durch welche es möglich sein sollte den Kindern eine gute Basis hinsichtlich Gesundheit, Selbständigkeit, Selbstvertrauen und Selbstachtung mitzugeben. Andererseits sollten in den Familien, in Kindergärten,

---

3   Kinder und Bewegung: Maßnahmen dringend gefordert. ÖAZ 17: 10. September 2011, 42 - 44.

Schulen und Vereinen Spiel und Sport gefördert werden, um dadurch wiederum die körperliche und motorische Entwicklung, die Wahrnehmungsfähigkeit, die zerebrale Leistungsfähigkeit sowie das Sozialverhalten der Kinder und Jugendlichen zu fördern[4,5,6].

Die im Forschungsbericht der WHO vorgeschlagenen Interventionen zur Steigerung der körperlichen Betätigung von Kindern beinhalten:

- Innovative Gesundheitsprogramme für Kindergärten und Schulen, welche für die Kinder eine gute Basis schaffen betreffend Gesundheit, Selbständigkeit, Selbstvertrauen und Selbstachtung, sowie
- die Förderung von Spiel und Sport zwischen Eltern und Kindern zu Hause, in Vereinen, im Kindergarten und in der Schule. Es ist bekannt, dass dies die körperliche und motorische Entwicklung, sowie Wahrnehmung, Gehirnleistung und Sozialverhalten positiv beeinflusst.

4　www.who.int/school_youth_health/gshi/en/.
5　www.who.int/healthpromotion/en/.
6　www.who.int/world-health-day/previous/2002/en/.

2. Beweggrund für die Durchführung dieses Pilotprojektes

Grundsätzlich wird das Hauptaugenmerk bei der Betrachtung der Entwicklung eines Menschen auf kognitive, soziale und emotionale Aspekte gelegt. Lenny Maietta hat bereits zu Beginn der 80-er Jahre ein Projekt über Bewegungsgrundlagen für die Entwicklung, das Lernen und die Gesundheit bei Neugeborenen und Kleinkindern durchgeführt. Die Mehrheit der Teilnehmer kam damals aus dem „Maternal-Infant Care Project" in New Mexico, einem Programm für „Risiko-Eltern" bezüglich Kindesmisshandlung und Vernachlässigung. Die positiven Ergebnisse dieses Projektes führten über die Jahre zu verschiedenen, Gesundheitsentwicklungs- und Lernprogrammen, wie „Touch in Parenting" und „MH Kinaesthetics Infant Handling"[7].

Alle von Maietta und Hatch entwickelten Programme basieren auf Forschungen im Bereich der Verhaltenskybernetik[8], welche bereits Jahrzehnte zuvor entwickelt worden sind[9]. Diese Forschungen erweitern das Verständnis für die Entwicklung der Lernbefähigung. In praktikablen Modellen zu dieser Problematik haben bereits wesentlich früher mehrere Wissenschaftler darauf hingewiesen und ihren Schwerpunkte auf unterschiedliche Schwerpunkte gelegt; so etwa Gesell[10] auf Reifungsprozesse, Montessori[11] auf die eigene Aktivität oder Piaget[12] auf die Interaktion mit der physischen Umgebung und

---

7   Maietta, L and Hatch F (2004) Kinaesthetics Infant Handling, Hans Huber Verlag, Bern.
8   Smith KU HenryJ (1967) Cybernetic foundations for rehabilitation. Amer. J. Phys. Med. 46, 379 - 467.
9   Hatch F, Maietta L (1998) Kinaesthetik - Gesundheitsentwicklung und menschliche Funktionen, Wiesbaden, Ullstein Medical.
10 Oerter R, Dreher E (2008) Jugendalter. In: Oerter R, Montada L (Hrsg.) Entwicklungspsycholgie[6], Betz Verlag, 271 – 332, hier 275 ff.
11 Bamler V, Schönberger I, Wustmann C (2010) Lehrbuch Elementarpädagogik. Theorien, Methoden und Arbeitsfelder. Juventa Verlag Weinheim, 64 - 87, hier 75 ff.
12 Oerter R, Dreher E (2008) Jugendalter. In: Oerter R, Montada L (Hrsg.) Entwicklungspsycholgie[6], Betz Verlag, 271 - 332, hier 290 ff.

2. Beweggrund für die Durchführung dieses Pilotprojektes

schließlich auch Rudolf Steiner[13,14]. Diese dargestellten Konzepte weisen in ihrer Gesamtzielsetzung darauf hin, **dass Bewegungsfähigkeiten, die darauf beruhen Bewegungsmustern zu folgen, die Grundlage für jegliche kognitive, emotionale und soziale Aspekte in der Entwicklung bilden.** Man erwartet grundsätzlich, dass diese Fähigkeiten in früher Kindheit erlernt werden. In unserer heutigen Zeit, wo meist beide Elternteile berufstätig sind, die Kinder lange vor dem Fernseher sitzen, mit computerunterstützen Spielzeugen spielen oder ganz einfach herumsitzen, ist es oft so, dass diese Kinder wahrscheinlich ohne die notwendigen Voraussetzungen und Grundlagen für das Lernen in den Kindergarten und später in die Volksschule kommen.

Jede menschliche Aktivität ist mit Bewegung verbunden. Jede menschliche Aktivität ist Bewegung[15]. Menschen jeglichen Alters erlernen Bewegung, indem sie der Bewegung in verschiedenen „Tracking forms" folgen[16]. Sie folgen der eigenen Bewegung (Body Tracking). Sie folgen der Bewegung anderer Personen durch direkten Kontakt (Social Tracking), sie folgen aber auch der Bewegung aus der Entfernung (Serial oder Linear „one-sided" Tracking), wenn sie Aktivitäten, welche ihr Leben gestalten, ausführen[17]. Durch „culture tracking" lernen sie die Bedeutung ihres Handelns kennen.

Menschen jeden Alters folgen, kommunizieren und lernen voneinander durch die Synchronisation ihrer Bewegungen während eines Begegnungsaustausches. Kinder entwickeln vorerst die Fähigkeit zur Bewegungssynchronisation als Kleinkinder, wenn sie der Bewegung ihrer Eltern, ihrer Betreuer, bei der Durchführung von Alltagsaktivitäten durch „social tracking" Prozesse, folgen. Bei solchen Interaktionen sind Betreuer und Kind in einem engen, bewegungssensorischen Kreislauf miteinander verbunden, in welchem sie, bei gemeinsam ausgeführten Bewegungen, den sensorischen Input

---

13 Bamler V, Schönberger I, Wustmann C (2010) Lehrbuch Elementarpädagogik. Theorien, Methoden und Arbeitsfelder. Juventa Verlag Weinheim, 88 - 106, hier 97 ff.
14 Eurythmie. Die Offenbarung der sprechenden Seele. Rudolf Steiner Verlag, Dornach 3. Auflage. 1999.
15 Hatch F, Maietta, L(2003) Kinästhetik – Gesundheitsentwicklung und menschliche Aktivitäten. Urban & Fischer Verlag München – Jena.
16 Smith KU (1972). Social tracking and social feedback control: The experimental foundations of social cybernetics. Madison, Wisconsin: Behavioral Cybernetics Laboratory.
17 Smith KU (1972). Social tracking and social feedback control: The experimental foundations of social cybernetics. Madison, Wisconsin: Behavioral Cybernetics Laboratory.

2. Beweggrund für die Durchführung dieses Pilotprojektes

wechselseitig kontrollieren.

Dieser Prozess entwickelt sich in den ersten Schuljahren hauptsächlich durch „body- serial- und lineare Formen" von „tracking" weiter. Berührungsgeführte Bewegungen sind bei „social tracking" Prozessen zwischen Lehrern und Schülern nicht unterstützt – oder sie sind vielmehr verpönt, da Berührung allgemeinhin als Mittel für emotionalen und intimen Austausch betrachtet wird. **Dieses Pilot-Programm will Lehrenden und Eltern die Kompetenz vermitteln, berührungsgeführte Bewegungsprozesse zu benutzen, um das Lernen von spezifischen pädagogischen Fähigkeiten zu unterstützen.**

Die Forschung der Verhaltenskybernetik zeigte eindeutig auf, dass berührungsgeführte Interaktionen die effektivste Form sind, um die für das Lernen notwendigen Bewegungsfolgeprozesse sicherzustellen. Der Informationsaustausch bei berührungsgeführten Interaktionen geschieht schneller und birgt weniger Fehler in sich, als visuelle oder hörende Sensorsysteme[18].

Mit solchen dynamischen, berührungsbegleiteten Bewegungsinteraktionen erfahren die Kinder wie ihr Körper funktioniert. Sie entwickeln dabei sowohl eine fließende Bewegungskontrolle, als auch die beidhändige Koordination, welche für die Selbstkontrolle bei der Bewegung in der Umwelt, sowie für pädagogische Fähigkeiten, wie z.B. Lesen, Schreiben und Mathematik – und für alle anderen Lebensaktivitäten – erforderlich sind.

Gesundheitsförderung durch Bewegungsförderung – oder „in Bewegung sein und in Bewegung bleiben" – dürfen dabei zu keinen Worthülsen verkommen, die sich im Sinne von „Wellness" gut verkaufen lassen. Kinder besitzen noch keine gewohnheitsmäßigen Bewegungsmuster, um ihr Leben zu meistern. Sie werden die motorischen, sozialen und pädagogischen Grundlagen ihrer Bewegungsfähigkeiten erst mit ihren Eltern und Erziehungsberechtigten erlernen. Wie diese Bewegungsfähigkeiten tatsächlich gelernt werden, basiert auf einem Verhaltensmuster, das alle Aspekte ihres Lebens betrifft, sich aber auch auf ihre spätere Beziehung zu den eigenen Kindern auswirkt. Dieses Pilotprogramm will sowohl den Eltern als auch den Pädagog/innen theoretisches und praktisches Wissen über das Lernen mit allen „Tracking Formen" vermitteln, um das Erlernen dieser grundlegenden, praktischen Fähigkeiten zu optimieren.

---

18 Hatch F, Maietta L (1998) Kinaesthetik — Gesundheitsentwicklung und menschliche Funktionen, Wiesbaden, Ullstein Medical.

3. Ziele der Untersuchungen

Ziele der Untersuchung sind:

- aufzuzeigen, dass Kindergarten- und Volksschulpädagog/innen das notwendige Wissen und die methodischen Fähigkeiten von MH Kinaesthetics erlernen können, um Kinder aus einer Bewegungsperspektive mit Bewegungskonzepten in ihren Lern- und Entwicklungsprozessen zu unterstützen
- darzustellen, dass MH Kinaesthetics – Bildungssystem in der Aus- oder Fortbildung von Pädagog/innen implementiert werden kann
- darzustellen, dass die Alltagsaktivitiäten von Menschen (sitzen, schreiben, lesen, gehen,) einen positiven oder negativen Einfluss auf die Gesundheit und auf das Lernverhalten haben
- die Bedeutung und Notwendigkeit aufzuzeigen, dass der Aufbau und die Verfeinerung der Bewegungskompetenz in der Ausbildung der Pädagog/innen notwendig sind, damit die Kinder in Schulen und Kindergärten, in Alltagsbewegungen, unterstützt werden können
- darzustellen, dass durch das Kennenlernen der wissenschaftlichen Grundlage über die Rolle der eigenen Bewegung, Gesundheit und Lernen positiv im Berufsalltag beeinflusst werden kann
- aufzuzeigen, dass Pädagog/innen durch das Kennenlernen des eigenen Bewegungsrepertoires mehr Verständis von alltäglichen Bewegungsabläufen erhalten werden und
- darzustellen, dass bei spezifischen Problemen (Konzentrationsschwäche, Schreibschwäche) auch Bewegungsprozesse als Lösungsansatz im Berufsalltag der Pädgog/innen integriert und bearbeitet werden

4. Forschungsfragen

Aus den o. g. Zielen lassen sich somit folgende Forschungsfragen ableiten:

1. Kann das MH Kinaesthetics – Bildungssystem im Berufsalltag von Pädagog/innen und Betreuer/innen in Kindergärten und Volksschulen implementiert werden?
2. Auf welche Weise kann das Wissen von MH Kinaesthetics im Berufsalltag der Pädagog/innen und Betreuer/innen integriert werden?
3. In welcher Form kann dieses Wissen im Bereich der Aus-, Weiter- oder Fortbildungen der Pädagog/innen integriert werden?

5. Gesundheit und Krankheit: Definitionen

Ausgangspunkt für die Notwendigkeit überhaupt über Gesundheit nachzudenken, ist die Tatsache, dass in der Medizin nicht so sehr der Akutbereich an Bedeutung zunehmen wird, sondern vielmehr die chronischen Erkrankungen. Dies ist darauf zurückzuführen, dass einerseits die Inzidenz der sog. Zivilisationskrankheiten und in deren Sog die Häufigkeit chronischer Leidenszustände dramatisch ansteigt, andererseits sich aber auch in den letzten Jahrzehnten die demografische Situation der Bevölkerung wesentlich verändert hat[19].

Diese Tatsache sollte Anlass sein, darüber nachzudenken, was Gesundheit ist und welchen Stellenwert Gesundheit im Leben jedes Einzelnen, aber auch für einen Staat im Allgemeinen bedeutet. Diese Tatsache lässt die Frage nach der Prävention noch wesentlich brisanter erscheinen: **Wie können wir chronischen Erkrankungen vorbeugen**, wie können wir uns, **wie können wir aber bereits unsere Kinder vor den Auswirkungen chronischer Erkrankungen schützen**?

„**Gesundheit ist ein Zustand völligen psychischen, physischen und sozialen Wohlbefindens und nicht nur das Fehlen von Krankheit und Gebrechen**"[20]. Sich des bestmöglichen Gesundheitszustandes zu erfreuen ist ein Grundrecht jedes Menschen, ohne Unterschied der Rasse, der Religion, der politischen Überzeugung, der wirtschaftlichen oder sozialen Stellung"[21].

Gesundheit könnte man aber auch als einen störungsfreien Ablauf aller Zellsystemen und Organen definieren, als ein Energiepotential ohne besondere Krankheiten, in geistiger und körperlicher Harmonie, in optimal funktionierender Reaktion und Gegenreaktion mit der Umwelt.

Gesundheit ist nichts Statisches, Gesundheit ist voll Dynamik und will täglich neu erworben, erhalten und gesteigert werden. Es muss, damit sich hinsichtlich der Einstellung der Verantwortlichen etwas ändert, ein Paradigmenwechsel stattfinden. Die zentrale Frage darf

---

19 www.statistik.at/web_de/statistiken/gesundheit/index.html.
20 apps.who.int/aboutwho/en/definition.html.
21 http://www.who.int/healthpromotion/conferences/previous/jakarta/en/hpr_jakarta_declaration_german.pdf.

nicht mehr lauten, „was macht uns krank", sondern es muss darum gehen unser Verhalten dahingehend zu hinterfragen, **„was hält uns gesund bzw. was lässt uns wieder gesund werden bzw. was macht überhaupt einen gesunden Menschen aus"**[22]?

Nach Antonovsky ist **Gesundheit ein labiles, aktives und sich dynamisch regulierendes System**, dessen Kampf in Richtung Gesundheit nie ganz erfolgreich ist und permanent zu geschehen hat. Gesundheit muss immer wieder neu aufgebaut werden. Andererseits ist der Verlust an Gesundheit ein natürlicher und gegenwärtiger Prozess. Mittels gesundheitsfördernder Faktoren (salutogenetischer Ansatz) sollte es gelingen, die Suche nach spezifischen Krankheitsbildern zu erweitern[23,24].

Antonovsky's salutogenetischer Ansatz geht davon aus, dass Krankheit und Gesundheit sich nicht gegenseitig ausschließen. Krankheit und Gesundheit stellen vielmehr einen kontinuierlichen Prozess dar und jeder Mensch befindet sich an einer bestimmten Stelle dieses Kontinuums, einmal mehr zur Krankheit, einmal mehr zur Gesundheit hin orientiert. Die Frage, die sich Antonovsky nun bei der Erarbeitung seiner Theorie gestellt hat, ist nun: **„Wie kann der einzelne Mensch näher an das gesunde Ende dieses Kontinuums gelangen"**[25]?

Zur Erklärung dieser Problematik entwickelt Antonovsky das Konzept der Widerstandressourcen. Demnach ist jeder Mensch zeitlebens unterschiedlichen Belastungen, bedingt durch seine Lebens- und Umweltsituation bedingt, ausgesetzt. Ob diese Stressoren nun eine krankmachende, eine neutrale oder eine gesundmachende Funktion auf den menschlichen Körper als hocheffizientes Gesundheitssystem ausüben, hängt einerseits von der Stärke und Ausprägung dieser Faktoren, andererseits aber auch von den Widerstandressourcen ab, die ein Mensch von seinem genetischen Muster, jedoch aber auch von seiner Umwelt her mitbekommen hat.

---

[22] Vgl. dazu auch: Seiffge-Krenke (2008) Gesundheit als aktiver Gestaltungsprozess im menschlichen Lebenslauf. In: Oerter R, Montada L (Hrsg.) Entwicklungspsycholgie⁶, Betz Verlag, 822 - 836.
[23] Antonovsky A, Franke A (Hrsg.) Salutogenese. Zur Entmystifizierung der Gesundheit. dgvt-Verlag, Tübingen 1997.
[24] Petzold TD: Praxisbuch Salutogenese - warum Gesundheit ansteckend ist. Südwest, München 2010.
[25] Antonovsky A, Franke A (Hrsg.) Salutogenese. Zur Entmystifizierung der Gesundheit. dgvt-Verlag, Tübingen 1997.

5. Gesundheit und Krankheit: Definitionen

Antonovsky unterscheidet dabei vier Kategorien von Ressourcen: a) **körperliche Ressourcen** (d. h. das Immunsystem), b) **psychische Ressourcen** (d. h. psychische Stabilität verknüpft mit Wissen), c) **psychosoziale Ressourcen** (d. h. soziale Interaktionen) und d) **materielle Ressourcen** (d. h. Faktoren wie Geld, Arbeit etc.). Diese Ressourcen werden durch eine zentrale Kompetenz, die Antonovsky Kohärenzsinn[26] nennt, zusammengehalten und aktiviert.

Versucht man nun aber im Gesetz eine Definition von Gesundheit zu entdecken, so wird man daran kläglich scheitern; es ist vielmehr nur möglich den Begriff „Gesundheit" aus dem Begriff der Krankheit, für die es im ASVG eine Definition gibt, abzuleiten. Demnach versteht man unter „**Krankheit einen regelwidrigen Körper- und Geisteszustand, der einer Krankenbehandlung bedarf**"[27]. Daraus ergibt sich aber folgerichtig, dass Gesundheit demnach als das Fehlen dieser Regelwidrigkeit definiert werden könnte[28]. Somit gilt als Hauptkriterium für den Begriff „gesund" – im Umkehrschluss aus § 120 ASVG gezogen – derjenige Mensch, bei dem aufgrund der fehlenden Regelwidrigkeit kein Behandlungsbedarf besteht. Mazal[29] geht in seinen Überlegungen noch einen Schritt weiter und definiert Gesundheit als jenen Zustand, in dem sozialer Konsens über die Inanspruchnahme von Maßnahmen der Krankenbehandlung besteht. **Gesundheit ist abhängig von einer Vielzahl verschiedener Faktoren**: Lebensstil, Umweltbedingungen und soziale Beziehungen sind von entscheidender Bedeutung für die psychische und physische Gesundheit eines Individuums. **Diese Gesundheitsdeterminanten sind Faktoren, die wir selber beeinflussen können und sind somit auch besonders wichtig für die Prävention und Gesundheitsförderung.**

---

26 Für Antonovsky bedeutet demnach Kohärenz das Gefühl, dass es im Leben einen Zusammenhang gibt, dass das Leben nicht einem unbeeinflussbaren Schicksal unterworfen ist.

27 Bundesgesetz vom 9. September 1955 über die Allgemeine Sozialversicherung (Allgemeines Sozialversicherungsgesetz - ASVG.) StF: BGBl. Nr. 189/1955 idgF.

28 ASVG § 120 iVm 133 Abs. 2; vgl. dazu auch Brodil (Sozialrecht[3] 1998) 66 - 75; zustimmend auch Resch (Sozialrecht[2] 2003) 46 - 58; diesen Begriff erweiternd: Mazal (Krankheitsbegriff 1992) 29 - 34 sowie Teschner (ASVG - Kommentar § 120 iVm 133 Abs. 2, 1974).

29 Mazal W (1992) Krankheitsbegriff und Risikobegrenzung. Eine Untersuchung zum Leistungsrecht der gesetzlichen Krankenversicherung. Wilhelm Braumüller Verlag Wien. 29 - 34.

5. Gesundheit und Krankheit: Definitionen

Die positive Auswirkung von körperlicher Aktivität oder einer ausgeglichenen Ernährung auf die Gesundheit ist unumstritten. Epidemiologische Studien zeigen, dass gesundheitsbewusstes Verhalten das Risiko von Übergewicht, Osteoporose, koronare Herzerkrankungen, Diabetes oder Bluthochdruck reduziert[30].

Regelmäßige Bewegung hilft, gesund zu bleiben. Für die meisten Menschen unserer Gesellschaft ist jedoch eine überwiegend sitzende Lebensweise typisch. Der damit verbundene Bewegungsmangel erhöht das Risiko von chronischen Erkrankungen wie Übergewicht, Bluthochdruck, Diabetes mellitus (Typ II), koronare Herzkrankheit, Osteoporose und Depression sowie bestimmter Krebsarten.

Körperliche Aktivität gilt als Oberbegriff für jede körperliche Bewegung und umfasst körperliche Freizeitaktivitäten, Sport (Wettkampf- und Ausgleichssport), berufliche körperliche Anstrengungen sowie tägliche Aktivitäten.

Etwa die Hälfte der österreichischen Bevölkerung ab dem 15. Lebensjahr kommt zumindest einmal pro Woche in ihrer Freizeit durch körperliche Betätigung ins Schwitzen (Männer: 60%, Frauen: 49%). Als körperlich „aktiv" eingestuft werden Personen, die an zumindest drei Tagen pro Woche durch Radfahren, schnelles Laufen oder Aerobic ins Schwitzen kommen. Nach diesem Kriterium sind etwa ein Drittel der Männer und nahezu ein Viertel der Frauen in ihrer Freizeit aktiv (32% bzw. 23%)[31].

Deutliche Unterschiede zeigen sich auch nach dem Alter. Bei den Männern sinkt der Anteil an Aktiven mit zunehmendem Alter kontinuierlich von etwa 42% bei den 15- bis 29-Jährigen bis unter 27% bei den 60- bis 75-Jährigen. Bei den Frauen liegt der Anteil der an zumindest drei Tagen in der Woche körperlich Aktiven durchgehend niedriger als bei den Männern. Eine Ausnahme sind die Frauen im mittleren Alter, bei den 45- bis 59-jährigen Frauen liegt der Anteil der körperlich Aktiven so wie bei den Männern bei 28%[32].

---

30 Breyer F, Zweifel P (1997) Gesundheitsökonomie. 2. Auflage, Springer Verlag Berlin. 5 - 19.
31 www.statistik.at/web_de/statistiken/gesundheit/index.html.
32 www.statistik.at/web_de/statistiken/gesundheit/index.html.

6. Internationale und nationale Regelungsinstrumente für Gesundheitsförderung und Prävention

6.1 Internationale Regelungsinstrumente für Gesundheitsförderung und Prävention

Im Gegensatz zum Bundesgesetzgeber gelangt die Weltgesundheitsorganisation zur Auffassung, dass Gesundheit keinesfalls als einmalig erreichter und in der Folge unveränderlicher Zustand zu definieren ist, sondern eine immer wieder neu und aktiv herzustellende Balance ausdrückt[33].

Eine **wesentliche und bedeutungsvolle Aufgabe** der Politik im Allgemeinen, der Gesundheitspolitik im Besonderen, ist die **Prävention körperlicher Beeinträchtigungen bzw. die Förderung der Gesundheit der Bevölkerung** eines Staates.

Grundsätzlich hat die Politik die Notwendigkeit einer Gesundheitsförderung auch erkannt und dies auch in entsprechenden Dokumenten niedergeschrieben. Von zentraler Bedeutung zur Implementierung von Gesundheitsförderung ins staatliche Gesundheitssystem sind:

- die Ottawa-Charta für Gesundheitsförderung (WHO 1986)[34],
- die Ljubljana Declaration on Health Care Reforms (WHO 1996)[35],
- die Jakarta Deklaration für Gesundheitsförderung (WHO 1997)[36] und
- die Bangkok-Charta für Gesundheitsförderung in einer globalisierten Welt (WHO 2005)[37]

---

33   apps.who.int/aboutwho/en/definition.html.
34   www.euro.who.int/de/who-we-are/policy-documents/ottawa-charter-for-health-promotion,-1986.
35   www.euro.who.int/de/who-we-are/policy-documents/the-ljubljana-charter-on-reforming-health-care,-1996.
36   www.who.int/healthpromotion/conferences/previous/jakarta/en/hpr_jakarta_declaration_german.pdf.
37   www.who.int/healthpromotion/conferences/6gchp/bangkok_charter/en/.

6. Regelungsinstrumente für Gesundheitsförderung und Prävention

Die Ottawa – Charta sieht in der Gesundheitsförderung einen Prozess, der allen Menschen ein höheres Maß an **Selbstbestimmung über ihre Gesundheit** ermöglichen sollte und der die Betroffenen zudem auch befähigen sollte ihre eigene Gesundheit entsprechend zu stärken. In diesem Grundsatzpapier wird zudem die Meinung artikuliert, dass es nicht nur Aufgabe einzelner Gruppen oder auch nur der Politik sein kann für ein umfassendes körperliches, seelisches und soziales Wohlbefinden zu sorgen, sondern **dass jeder einzelne Staatsbürger für seine Gesundheit verantwortlich ist**[38].

Um Gesundheitsförderung wirklich aktiv durchführen und vermitteln zu können, erfordert es daher mehr als nur für eine gute medizinische und soziale Versorgung zu sorgen. Gesundheit muss auf allen Ebenen und in allen Politiksektoren auf die politische Tagesordnung gesetzt werden. Dazu bedarf es auch ergänzender Ansätze, wie etwa in verschiedenen Gesetzesinitiativen u. ä. m.

Aktives gesundheitsförderndes Handeln erfordert:

Erfordernisse Aktives gesundheitsförderndes Handeln[39]
Entwicklung einer gesundheitsfördernden Gesamtpolitik
Gesundheitsfördernde Lebenswelten schaffen
Gesundheitsbezogene Gemeinschaftsaktionen unterstützen
Persönliche Kompetenz entwickeln
Gesundheitsdienste neu orientieren

Tabelle 1: Erfordernisse aktiver gesundheitsfördernder Maßnahmen (in Anlehnung an die Ottawa – Charta sowie die Jakarta Erklärung)

Die Bangkok-Charta[40] 2005 versteht sich in ihren Grundsätzen als eine Ergänzung und Weiterentwicklung jener Werte, Prinzipien und Handlungsstrategien der Gesundheitsförderung, wie sie durch die Ottawa-Charta für Gesundheitsförderung festgeschrieben und auch

---

38 www.euro.who.int/de/who-we-are/policy-documents/ottawa-charter-for-health-promotion,-1986.
39 Ottawa Charta (1986); in Übereinstimmung damit auch die Jakarta Deklaration (1997) sowie diese Forderungen noch erweiternd die Bangkok Charta (2005).
40 www.who.int/healthpromotion/conferences/6gchp/bangkok_charter/en/.

6.2 Nationale Regelungsinstrumente für Gesundheitsförderung und Prävention

von den Mitgliedsstaaten der WHO bestätigt worden sind. Entsprechend der Bangkok-Charta muss Gesundheitsförderung, soll sie tatsächlich wirksam implementiert werden können, in vier Schlüsselbereichen positioniert werden als:

- **zentraler Punkt auf der globalen Agenda,**
- **wesentliche Verantwortung aller Regierungsebenen und Entscheidungsträger,**
- **wesentlicher Kernbereich von Gemeinschaften und Zivilgesellschaft und**
- **Verantwortungsbereich guter Unternehmensführung**[41].

Aufgabe der Gesundheitspolitik sollte es somit einerseits sein 1) **effiziente Konzepte und Programme zu entwickeln**, die sich für die Prävention und Gesundheitsförderung von Mitarbeitern eignen, andererseits auch 2) **Bedingungen sicherzustellen**, unter denen Prävention und Förderung der Gesundheit überhaupt möglich ist und schließlich sollten 3) **die Betroffenen dahingehend motiviert werden** für ihre eigene Gesundheit auch etwas zu tun bzw. zu erkennen, dass sie für die eigene Gesundheit selbst verantwortlich sind.

6.2 Nationale Regelungsinstrumente für Gesundheitsförderung und Prävention

Auf Basis dieser Vorgaben hat der österreichische Bundesgesetzgeber zwei gesetzliche Grundlagen geschaffen, deren grundlegendes Ziel die Gesundheitsförderung ist:

- Bundesgesetz zur Qualität von Gesundheitsleistungen (**Gesundheitsqualitätsgesetz – GQG**)[42] und
- Bundesgesetz für die Gesundheit Österreich GmbH (**GÖGG**)[43].

---

41 www.who.int/healthpromotion/conferences/6gchp/bangkok_charter/en/.
42 Bundesgesetz zur Qualität von Gesundheitsleistungen (Gesundheitsqualitätsgesetz – GQG) BGBl. I Nr. 179/2004.
43 Bundesgesetz, mit dem das Bundesgesetz über die Gesundheit Österreich GmbH (GÖGG) erlassen wird, das Bundesgesetz über die Errichtung eines Fonds „Österreichisches Bundesinstitut für Gesundheitswesen" aufgehoben und das Gesundheitsförderungsgesetz geändert werden, BGBl. I Nr. 132/2006.

6. Regelungsinstrumente für Gesundheitsförderung und Prävention

Während Prävention eher ein passiver Vorgang ist, bei dem Experten den Betroffenen gewisse Ratschläge erteilen, wie die Gesundheit und/oder ihr Allgemeinzustand zu optimieren ist, bedeutet Gesundheitsförderung etwas Aktives. Das Konzept der Gesundheitsförderung verpflichtet sich den betroffenen Menschen dort abzuholen, wo er jetzt steht und ihn aktiv unter Anleitung von Experten zur selbstständigen Verbesserung seines Gesundheitszustandes zu motivieren.

7. Gesundheitsförderung

Mehr als ein Drittel der über 15-Jährigen (2,6 Mio. Personen) leidet an einer chronischen Krankheit oder weist ein chronisches Gesundheitsproblem auf (1,2 Mio. Männer, 1,4 Mio. Frauen). Chronische Krankheiten bzw. Gesundheitsprobleme nehmen mit dem Alter zu. Frauen sind davon in allen Altersgruppen stärker betroffen als Männer. Während nur jeder sechste 15- bis 29-Jährige ein dauerhaftes gesundheitliches Problem hat (125.000 Männer, 140.000 Frauen), sind es bei den über 75-Jährigen etwa zwei Drittel der Bevölkerung (140.000 Männer, 300.000 Frauen)[44].

Die Gesundheitspolitik hat sich in den vergangenen Jahren zunehmend dazu durchringen können ihr Augenmerk auf die Prävention und Gesundheitsförderung zu legen und die vorhandenen Möglichkeiten systematisch auszubauen. Dieses Bestreben wird auch erforderlich sein, betrachtet man die Veränderungen in der Altersstruktur unserer Bevölkerung:

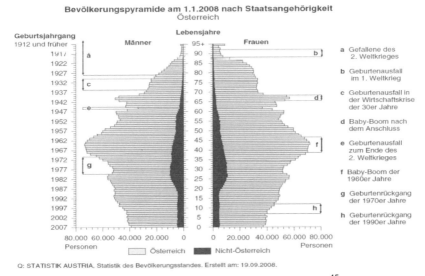

Abb. 1. Statistik des österreichischen Bevölkerungsstandes[45]

---

44 www.statistik.at/web_de/statistiken/gesundheit/index.html.
45 www.statistik.at/web_de/statistiken/gesundheit/index/htlm.

Daraus kann man sehr leicht erkennen, dass die größte Dichte der Bevölkerung in jenen Geburtenjahrgängen liegt, die man heute mit Programmen, wie 45+ erreichen möchte und dass eine steigende Tendenz auffällt zu immer älteren Menschen.

Was bedeutet dies generell für unser Gesundheitssystem und die damit verbundenen Ausgaben im Gesundheitswesen? Mit zunehmendem Alter steigen bei der arbeitenden Bevölkerung chronische Erkrankungen, wie z. B. Muskel- und Rückenschmerzen, an. Daraus resultiert, dass eine fehlende, mangelhafte oder vielleicht auch manchmal falsche Behandlung zu einer steigenden Zahl an Krankenstandtagen und zu einer Steigerung der Minderung der Erwerbsfähigkeit mit allen daraus resultierenden negativen Auswirkungen auf den Staatshaushalt führt[46].

Hat man nun in den vergangenen Jahrzehnten die kurative Medizin favorisiert – was natürlich dennoch nicht falsch ist – **so liegt derzeit die Prävention in Trend**; während somit eine kurative Behandlung Belastungen für den Patienten mit sich bringt, kann eine frühzeitig begonnene und wirksame Präventions- und Gesundheitsförderungsstrategie positiv in diesen Circulus vitiosus eingreifen.

Indem man auf diese Säule der Prävention und Gesundheitsförderung setzt, bekennt man sich auch dazu, dass in diesem Bereich wirkungsvolle Strategien existieren, die entweder die Entstehung verhindern, oder zumindest die Verschlimmerung bereits bestehender chronischer Erkrankungen bewirken können.

Gesundheitsförderung wird in diesem Zusammenhang als ein Prozess verstanden, der allen Menschen ein entsprechend höheres Maß an Selbstbestimmung ermöglicht und sie damit zur Stärkung ihrer Gesundheit befähigt[47,48].

Gesundheit, definiert als umfassendes körperliches, seelisches und soziales Wohlbefinden ist nur dann für jeden einzelnen Menschen nachhaltig zu erreichen, wenn er seine Bedürfnisse, Wünsche und Hoffnungen wahrnehmen und verwirklichen kann. Gesundheit stellt aber damit einen wesentlichen Bestandteil des alltäglichen Le-

---

46 Breyer F, Zweifel P (1997) Gesundheitsökonomie. 2. Auflage, Springer Verlag Berlin. 19 - 58.
47 Altgeld T (2010) Gesundheitsfördernde Settings: Kindertagesstätten, Schulen, Stadtteile. Theorie und Praxis des Settingansatzes in der Gesundheitsförderung. Hans Huber Verlag Bern.
48 Ruckstuhl B (2011) Gesundheitsförderung. Entwicklungsgeschichte einer neuen Public Health Perspektive. Juventa Verlag Weinheim.

bens dar. In diesem Sinne kann Gesundheit als positives Konzept vermittelt werden, welches schließlich sowohl soziale und individuelle Ressourcen und körperliche Fähigkeiten integriert.

Gesundheitsförderndes Handeln muss daher als aktive Tätigkeit jener Personen gesehen werden, deren Gesundheit gefördert werden soll und daher benötigt dieses Konzept, um dann auch tatsächlich effizient funktionieren zu können, mehrere Handlungsebenen, die in Tab. 2 summarisch zusammengefasst werden[49].

Die Jakarta-Erklärung „Neue Akteure für eine neue Ära Gesundheitsförderung für das 21. Jahrhundert" geht sogar noch einen Schritt weiter und legt als wesentliche Prioritäten u. a. die Stärkung der gesundheitsfördernden Potentiale von Gemeinschaften und Individuen sowie die Sicherstellung einer entsprechenden Infrastruktur für die Gesundheitsförderung fest[50].

„Gesundheitsförderung wirkt" – dieser sehr populistisch anmutende Slogan jedoch kann durch zahlreiche internationale Forschungsergebnisse und Fallstudien überzeugend bewiesen werden. Strategien der Gesundheitsförderung können helfen, gesunde Lebensweisen zu entwickeln und die auf die Gesundheit einwirkenden sozialen, ökonomischen und Umweltfaktoren zu beeinflussen[51].

Basierend auf den in der Ottawa-Charta[52] dargelegten und empfohlenen Strategien, zeigt der wissenschaftliche Erkenntnisstand deutlich, dass

- umfassende Ansätze zur Gesundheitsentwicklung am wirksamsten sind, also Ansätze, die auf einer Kombination aller erwähnten Strategien beruhen,
- insbesondere Settings, d. h. Lebensbereiche, in denen Menschen den größten Teil ihrer Zeit verbringen, gute Möglichkeiten zur praktischen Umsetzung solcher umfassenden Strategien bieten,
- die Einbeziehung jedes einzelnen Menschen für eine dauerhafte Umsetzung unerlässlich ist, d. h. damit gesundheitsfördernde

---

49 Schwartz FW, Friedrich W, Badura B, Busse R, Leidl R, Raspe H, Siegrist J (2012) Das Public Health Buch. Urban & Fischer Verlag Stuttgart. 537 - 538.
50 www.who.int/healthpromotion/conferences/previous/jakarta/en/hpr_jakarta_declaration_german.pdf.
51 Altenhofen L (2002) Gesundheitsförderung durch Vorsorge. Zur Bedeutung von U1 bis J1 Bundesgesundheitsbl - Gesundheitsforsch - Gesundheitsschutz 45:960–961.
52 www.euro.who.int/de/who-we-are/policy-documents/ottawa-charter-for-health-promotion,-1986.

Maßnahmen wirksam werden können, muss der einzelne Mensch im Mittelpunkt dieser Prozesse stehen und
- Gesundheitslernen diese Partizipation unterstützt; dies bedeutet, dass der Zugang zu Information und Bildung unabdingbar ist, um bei den Menschen eine wirksame Beteiligung und Befähigung zur Wahrnehmung ihrer Gesundheitsinteressen zu erreichen.

Ziel der Vorbeugung und Gesundheitsförderung sind einerseits die Vermeidung von Krankheiten, die Steigerung der Lebensqualität und des Wohlbefindens sowie die Verlängerung der bei guter Gesundheit verbrachten Lebenszeit.

Auch wenn Prävention und Gesundheitsförderung prinzipiell dasselbe Ziel ansteuern, so muss dennoch zwischen diesen beiden unterschiedlichen Ansätzen unterschieden werden (Tab. 2)

Gesundheitsförderung	Prävention
„mit Menschen"	„für Menschen"
Ressourcenorientiert	Risikoorientiert
Soziale Intervention	Medizinische Intervention
Menschen sind Partner	Menschen sind Konsumenten
Menschen zentriert	Experten zentriert
Eigenverantwortung	Fremdverantwortung
salutogenetisch	pathogenetisch
Qualitative Methode	Quantitative Methoden
Soziale, Gesundheitsindikatoren	Krankheitskennzahlen
Intrinsische Motivation	Extrinsische Motivation
multidisziplinär	Monodisziplinär

Tab. 2: Unterschiede Angriffspunkte von Gesundheitsförderung und Prävention

Während es der Prävention darum geht, ausgehend von spezifischen Krankheiten, die Risiken dieser zu minimieren, zielt Gesundheitsförderung darauf ab, nicht die Risiken für eine Erkrankung zu minimieren, sondern die Ressourcen für die Gesunderhaltung zu fördern. Die Gesundheitsförderung setzt sich zum Ziel die personalen und sozialen Ressourcen zu stärken und Handlungsspielräume zu schaffen bzw. bereits vorhandene zu erweitern, um damit zur Gesunderhaltung und zum Wohlbefinden der Menschen beizutragen. Gesundheitsförderung möchte Menschen dazu befähigen personale, sozioökonomische und Umweltdeterminanten positiv für die eigene Gesundheit zu nutzen und ist charakterisiert durch einen ganzheitlichen und nachhaltigen Ansatz[53,54].

Im frühen und mittleren Lebensalter besteht das Ziel von Gesundheitsförderung und Prävention darin gesundheitsriskantes Verhalten in diesen Bevölkerungsgruppen zu verändern. So stellen Muskel- und Skeleterkrankungen eine wesentliche Ursache für eine Minderung der Erwerbsfähigkeit mit daraus resultierender Frühberentung dar. Hier kommt insbesondere dem betrieblichen Setting besondere Aufmerksamkeit zu (Angebot und Durchführung verhaltensbezogener Programme, wie z. B. Rückenschulen, Veränderungen des Betriebsklimas, Veränderung der Kommunikationsstruktur sowie Änderungen im Führungsverhalten der unmittelbar Vorgesetzten).

---

53   Altenhofen L (2002) Gesundheitsförderung durch Vorsorge. Zur Bedeutung von U1 bis J1 Bundesgesundheitsbl - Gesundheitsforsch - Gesundheitsschutz 45:960–961.
54   Ruckstuhl B (2011) Gesundheitsförderung. Entwicklungsgeschichte einer neuen Public Health Perspektive. Juventa Verlag Weinheim.

8. Die motorische Entwicklung des Kindes- und Jugendalters

8.1 Die pränatale motorische Entwicklung[55,56]

Bereits während des intrauterinen Lebens sind am Ende des zweiten Schwangerschaftsdrittels beim Fötus sehr komplexe Bewegungsmuster nachweisbar, wie sie sich auch im späteren Leben, insbesondere innerhalb der ersten Lebensmonate wiederfinden: der Fötus räkelt sich, er streckt sich und es ist auch Gähnen zu beobachten[57]. Hin zum Ende der Schwangerschaft nehmen diese Bewegung wieder ab. Dieses Verhalten hat seinen Grund einerseits darin, dass durch das Wachstum des Ungeborenen der Platz in der Gebärmutter für solche Bewegungsmuster zunehmend weniger wird, andererseits in der Ausbildung der neuronalen Strukturen insofern, als durch die Reifung des Gehirns hemmende und steuernde Mechanismen Oberhand gewinnen[58]. Die Bedeutung dieser intrauterinen Bewegungsmuster liegt

---

55 Rauh H (2008) Vorgeburtliche Entwicklung und frühe Kindheit. In: Oerter R, Montada L (Hrsg.) Entwicklungspsychologie[6], Betz Verlag, 149 - 224, hier 150 - 157.
56 Schenk-Danzinger L (2007) Entwicklungspsychologie, G&G Verlagsgesellschaft Wien, 55 - 75.
57 Diese Entwicklung der motorischen Fähigkeiten des Ungeborenen geht der Entwicklung des Nervensystems parallel. Ähnlich dem Beginn der motorischen Aktivitäten am Ende des 2. Schwangerschaftsdrittels steht in dieser Entwicklungsphase auch die Ausbildung des zentralen Nervensystems, im Besonderen des Großhirns. Auch wenn die endgültige Reifung der Großhirnrinde erst nach der Geburt erfolgt, sind zum Zeitpunkt der Geburt bereits all jene Zentren voll funktionsfähig, die für die Adaptation an das extrauterine Leben benötigt werden: Atmung, Regulation der Körpertemperatur, Reflextätigkeiten.
58 Die neuronale Entwicklung des Ungeborenen muss jedoch nicht störungsfrei verlaufen; neben der Möglichkeit spontan auftretender Fehlbildungen, die meist auch hinsichtlich der Kausalität nicht geklärt werden können, haben vor alle, physikalische (z.B.: Strahlenexposition) und chemische Noxen (Antikörper, Medikamente, Drogen und Umweltgifte) sowie Infektionserkrankungen (Masern, Syphilis, Toxoplamose, HIV) sowie die psychische und soziale Situation der Mutter einen wesentlichen Einfluss auf die Entwicklung des Föten im Allgemeinen, auf die Entwicklung der neuronalen Situation im Besonderen einen erheblichen Einfluss.

vor allem darin, dass durch sie einerseits lebenswichtige Funktionen vorbereitet, andererseits spätere Bewegungsaktivitäten präformiert werden[59].

8.2 Die motorische und kognitive Entwicklung des Neugeborenen

8.2.1 Die motorische Entwicklung des Neugeborenen[60]

Das motorische Leistungsniveau des Neugeborenen spiegelt die Entwicklung des zentralen Nervensystems wider. Die Verhaltensmuster in diesem Lebensabschnitt werden dominiert von subkortikalen Zentren. Erst im Laufe der weiteren Entwicklung übernehmen kortikale Hirnabschnitte die weitere Steuerung und Koordination motorischer Leistungen.

An motorischen Fähigkeiten überwiegen unmittelbar nach der Geburt die Reflextätigkeiten; sie sind jedoch nicht die einzige Möglichkeit der Kommunikation des Neugeborenen mit seiner Umwelt; das neugeborene Kind ist fähig Personen, aber auch optische Muster zu fixieren und ihnen mit den Augen zu folgen. Er ist aber auch dazu fähig mit Grimassen zu reagieren und auf Hunger, Kälte und Schmerzen seinem Entwicklungsstadium entsprechend adäquat zu handeln.

Von den motorischen Fähigkeiten spielen vorwiegend folgende Reflexe eine wichtige Rolle:

- Hand- und Fußgreifreflex[61],

---

59 Vgl. dazu: Prechtl HFR (1989) Wie entwickelt sich das Verhalten vor der Geburt? In: Niemitz C (Hrsg.) Erbe und Umwelt. Zur Natur und Selbstbestimmung des Menschen^2. Suhrkamp, Frankfurt, 141 - 155.

60 Rauh H (2008) Vorgeburtliche Entwicklung und frühe Kindheit. In: Oerter R, Montada L (Hrsg.) Entwicklungspsychologie^6, Betz Verlag, 149 - 224, hier 159 - 178.

61 Der Hand- und Fußgreifreflex (Palmar- und Plantargreifreflex) ist bei allen gesunden neugeborenen Kindern, aber auch bereits bei Frühgeborenen vorhanden und wird durch Berührung der Handinnenfläche (Palma) bzw. des vorderen Teils der Fußsohle (Planta) ausgelöst. Am Ende des ersten Lebensjahres sollte diese Reflextätigkeit wieder verschwunden sein; ein Persistieren dieses Reflexes geht mit der Unmöglichkeit einer Greifen bzw. Stehen zu erlernen.

8.2 Die motorische und kognitive Entwicklung des Neugeborenen

- Rooting-Reflex[62],
- Moro-Reflex[63],
- Traktionsreflex[64],
- Babinski-Reflex[65],
- Schreitreflex[66],
- asymmetrischer tonischer Nackenreflex[67].

8.2.2 Die kognitive Entwicklung des Neugeborenen

Auch ist die kognitive Leistungsfähigkeit eines neugeborenen Kindes weiter ausgebildet, als vielfach vermutet wird. Gesunde neugeborene Kinder sind in der Lage bewegten Objekten zu folgen, wenn sie aus dem Gesichtsfeld entschwinden, sie sind in der Lage Gesichtsausdrücke zu imitieren und können auch von Geburt an hören. Ebenso sind sie in der Lage Geschmacksqualitäten wahrzunehmen, nicht jedoch unterschiedliche Geruchsqualitäten zu perzipieren.

---

62 Das sog. Brustsuchen wird durch die Berührung der perioralen Region des neugeborenen Kindes ausgelöst; das Kind reagiert darauf mit einer Kopfwendung in Richtung des Berührungsreizes.
63 Durch Zurückfallenlassen des Kopfes des Kindes öffnet sich der Mund, es kommt zu einer Auswärtsrotation der Arme und einer fächerförmigen Streckung der Finger. Im Anschluss daran schließt sich in einer zweiten Phase der Mund wieder und es erfolgt eine Beugung und Innenrotation der Arme. Beim plötzlichen Verlust des Gleichgewichtes findet sich beim Erwachsenen ein ähnliches Verhaltensmuster.
64 Beim Hochziehen eines Kindes aus der Rückenlage reagiert ein Frühgeborenes mit einer Streckung der unteren Extremität sowie mit fehlenden Kopfbewegungen; ein reifes Neugeborenes hingegen beugt die Arme im Ellbogen und versucht zumindest den Kopf zu balancieren.
65 Beim Babinski-Reflex handelt es sich um das Spreizen der Zehen bei Bestreichen der Fußsohle.
66 Unterstützt man das Neugeborene unter den Achseln und hält es aufrecht, so beginnt es Scheitbewegungen auszuführen.
67 Durch Seitwärtsdrehung des Kopfes tritt eine Streckung jener Körperseite auf, der das Gesicht zugewandt ist, während dessen in der dem Gesicht abgewandten Körperseite Beugebewegungen nachzuweisen sind.

8.3 Die körperliche und kognitive Entwicklung im ersten und zweiten Lebensjahr[68]

8.3.1 Die körperliche Entwicklung im ersten[69] und zweiten Lebensjahr

Die motorische Entwicklung innerhalb der ersten beiden Lebensjahre ist vorerst durch den Verlust der Reflextätigkeiten des Neugeborenen charakterisiert. Innerhalb der ersten 24 Lebensmonate erlernen die Kinder willkürlich kontrollierte Bewegungsmuster, die sich im Wesentlichen auf die Kontrolle der Körperhaltung, auf die Fortbewegung und auf das Greifen konzentrieren. In diesem Zusammenhang gilt es auch darauf hinzuweisen, dass zwar die Ausbildung des motorischen Leistungsniveaus der einzelnen Kinder sehr individuell verschieden verläuft, dennoch lässt ein charakteristisches Muster feststellen: die motorischen Fähigkeiten schreiten vom Kopf zum Steiß und vom Körperzentrum zur Körperperipherie fort. D. h. mit anderen Worten: die Kinder erlernen zuerst die Kopfhaltung und die Bewegung des Kopfes zu kontrollieren, danach erst erlernen sie die Bewegung der oberen Extremität und erst später die Bewegung der unteren Extremität in den Griff zu bekommen. Auch innerhalb des Bewegungsmusters einer Extremität fällt auf, dass die Koordination proximaler Muskelgruppen vor jenen distaler erfolgt. Anders gewendet heißt dies nun: große Muskeln und Muskelgruppen erlangen ihre Koordinationsfähigkeit vor kleineren und kleinen Muskelgruppen.

Diese beschriebene Entwicklung der motorischen Leistungsfähigkeit ist reifungsabhängig und kann grundsätzlich weder durch vermehrtes Üben verbessert noch durch Einschränkung der Bewegungsfreiheit verhindert werden, falls gewährleistet wird, dass dem Kind zumindest ein Mindestausmaß an Bewegungsmöglichkeiten geboten wird[70].

---

68 Rauh H (2008) Vorgeburtliche Entwicklung und frühe Kindheit. In: Oerter R, Montada L (Hrsg.) Entwicklungspsychologie[6], Betz Verlag, 149 - 224, hier 180 - 209.
69 Vgl. dazu auch: Schenk-Danzinger L (2007) Entwicklungspsychologie, G&G Verlagsgesellschaft Wien, 85 - 113.
70 Vgl. dazu: Rossmann P (2010) Einführung in die Entwicklungspsychologie des Kindes- und Jugendalters. Verlag Hans Huber, Bern, 69 - 91.

8.3.2 Die kognitive Entwicklung im ersten und zweiten Lebensjahr[71]

Mit der Entwicklung und Ausbildung motorischer Fähigkeiten geht die Entwicklung kognitiver Fähigkeiten parallel. Die Fähigkeit des Ergreifens eines Gegenstandes leitet über zum Begreifen dieses Gegenstandes. Objekte können nun vom Kind bewusst und gezielt ergriffen werden[72]; dies unter der einschränkenden Voraussetzung, dass die visumotorische Koordination bereits ausgebildet ist.

Stereoskopisches, dreidimensionales Sehen und Tiefenwahrnehmung bilden sich beim Säugling ab dem vierten Lebensmonat aus. Diese Fähigkeit steht in direkter Korrelation zur Fähigkeit einen Gegenstand zu ergreifen und festzuhalten und diesem dann auch optisch zu fixieren. Diese Fähigkeiten sind ohne Lernerfahrungen vorhanden und brauchen nicht erlernt werden.

Ähnlich der Tiefenwahrnehmung sind auch Konstanzphänomene angeborene Verhaltensweisen, die bereits im ersten Lebensjahr nachweisbar sind, jedoch erst im Vorschulalter tatsächlich für die Beurteilung von Größenwahrnehmungen durch das Kind Bedeutung erlangen.

Hinsichtlich der Entwicklung der Intelligenz und des Denkens beim Kind soll auf das Schema von J. Piaget verwiesen werden[73,74]. Die ersten 24 Lebensmonate sind durch die sensumotorische Periode charakterisiert, die über die Übung angeborener Reflexmechanismen[75], die primären Kreisreaktionen[76], die sekundären Kreisreaktio-

---

71 Rauh H (2008) Vorgeburtliche Entwicklung und frühe Kindheit. In: Oerter R, Montada L (Hrsg.) Entwicklungspsychologie[6], Betz Verlag, 149 - 224, hier 210 - 224.
72 Dieser „palmare Greifreflex" zeigt vom Zeitpunkt der Geburt bis zum Ende des zweiten Lebensjahres unterschiedliche Entwicklungsstadien und korreliert in seiner Entwicklung im Wesentlichen mit der Koordinationsfähigkeit der kleinen Muskelgruppen im Bereich der Hand und des Unterarms.
73 Piaget J (1955) Die Bildung des Zeitbegriffs beim Kind. Rascher, Zürich.
74 Piaget J (1969) Das Erwachen der Intelligenz beim Kind. Klett, Stuttgart.
75 Die Übung angeborener Reflexmechanismen (vgl. dazu 3.1.1) führt zur Konsolidierung dieser Reflextätigkeiten, aber auch zu einer ersten Differenzierung.
76 Ohne bewusste Absicht wiederholt das Kind eine Handlung, die zu einem angenehmen und positiven Ergebnis geführt hat. Es handelt sich dabei um die grundlegenden Funktionen des Lernens am Erfolg.

nen[77], über die Anwendung bekannter Schemata in neuen Situation[78] zu den tertiären Kreisreaktionen[79] und zum Handeln in der Vorstellung[80] führt.

In ähnlicher Weise wie die Entwicklung der motorischen und sensorischen Fähigkeiten vollzieht sich nach Piaget auch die Entwicklung der Objektpermanenz.

8.4 Die Entwicklung von motorischen[81] und kognitiven Fähigkeiten im Vorschulalter[82]

8.4.1 Die Entwicklung von motorischen Fähigkeiten im Vorschulalter

Hinsichtlich der motorischen Entwicklung ist das Vorschulalter gekennzeichnet dadurch, dass sich Kinder dauernd bewegen; sie bewegen sich im Rahmen der Spiele, die sie gemeinsam durchführen und fördern und verbessern dadurch ihre motorischen Fähigkeiten. Körperliche und neuronale Reifungsprozesse sowie Lernen und Übung sind verantwortlich für die großen Fortschritte des motorischen Leistungsniveaus in dieser Entwicklungsstufe. Dies wird einerseits dadurch ermöglicht, dass Kinder in diesem Entwicklungsstadium ler-

---

77   Das Erkennen, dass eine bestimmte Handlung zu einem interessanten Ergebnis führt, stimuliert den Säugling dazu dieses Ergebnis wieder zu reproduzieren. Handlung und Ergebnis werden miteinander verknüpft und die Verhaltensweisen als Mittel zur Erreichung eines bestimmten Ziels eingesetzt.

78   Es handelt sich dabei um die Anwendung mehrerer Handlungsschemata auf den gleichen Gegenstand. Das Kind probiert aus, wozu ein Gegenstand zu gebrauchen ist und dies führt dazu, dass die zur Verfügung stehenden Handlungsschemata weiter differenziert werden und den vorhandenen Gegenständen immer besser angepasst werden.

79   Bereits bekannte Handlungsschemata werden miteinander kombiniert, um den Aktionsradius zu erweitern und neue Ergebnisse zu erzielen.

80   Das Kind ist fähig die Ergebnisse seiner Handlungen vorauszusehen (AHA-Erlebnis); es versucht aber in diesem Stadium auch von anderen zu lernen, d. h. die Voraussetzung für Lernen am Modell wird vorbereitet.

81   Vgl. dazu auch: Schenk-Danzinger L (2007) Entwicklungspsychologie, G&G Verlagsgesellschaft Wien, 131 - 196.

82   Oeter R (2008). In: Oerter R, Montada L (Hrsg.) Entwicklungspsychologie[6], Betz Verlag, 225 - 270, hier 225 - 235.

nen die Bewegungen der verschiedenen Körperpartien effektiver zu kontrollieren, sie erwerben zudem eine Vorstellung vom eigenen Körper und sie besitzen auch schon die Fähigkeit der bilateralen Koordination, d. h. sie sind fähig die Bewegung beider Körperhälften zu koordinieren. Kinder lernen durch Versuch und Irrtum, Kinder probieren im Rahmen von Handlungen unterschiedliche Bewegungsmuster aus und aus dem Erkennen dieser Unterschiede schließlich ergibt sich ein entsprechendes Lernpotential.

8.4.2 Die Entwicklung von kognitiven Fähigkeiten im Vorschulalter

Die kognitive Entwicklung des Vorschulalters deckt sich mit der Phase des präoperationalen anschaulichen Denkens Piagets[83]. Die Kinder sind fähig über konkrete Ereignisse entsprechend ihren Vorstellungen nachzudenken, unabhängig von der direkten Beobachtung von Dingen und Vorgängen. Sie entwickeln zudem in diesem Lebensabschnitt Ansätze des logischen Denkvermögens und vermögen nun auch bereits Symbole und Zeichen in ihren Denkprozess zu integrieren (repräsentatives Denken nach Piaget). Sprache ist jedoch für den Denkprozess keine kausallogische Voraussetzung. Sprache erleichtert zwar den Aufbau kognitiver Denkstrukturen, eine unbedingte Voraussetzung ist es nicht. Deshalb nicht, weil sich die Sprachentwicklung erst durch repräsentatives Denken erschließt. Dennoch bedarf es noch der Entwicklung weiterer kognitiver Fähigkeiten, denn dieses präoperationale Denkvermögen ist limitiert einerseits durch den Egozentrismus und andererseits durch mangelnde Reversibilität[84].

---

83   Piaget J (1969) Das Erwachen der Intelligenz beim Kind. Klett, Stuttgart.
84   Das Fehlen der Reversibilität bedeutet, dass ein Kind in diesem Stadium noch nicht die Fähigkeit besitzt ein und dasselbe Ereignis, ein und dieselbe Sache aus unterschiedlichen Perspektiven zu betrachten. Ebenso ist es nicht dazu fähig die Umkehrbarkeit von Handlungen in seine Denkprozesse mit ein zu beziehen.

8.5 Motorische und kognitive Entwicklung im Schulalter[85]

8.5.1 Motorische Entwicklung im Schulalter[86]

Die körperliche Entwicklung von Knaben und Mädchen im Schulalter ist durch eine laufende Verbesserung der motorischen Leistungsfähigkeit sowie durch eine stetige Zunahme der Körperkraft charakterisiert. Es ist somit in diesem Lebensabschnitt einerseits eine lineare Steigerung des Leistungsniveaus der Kinder feststellbar, andererseits kann man in entsprechenden Untersuchungen bereits geschlechtsspezifische Unterschiede im Hinblick auf diese Parameter feststellen[87]. Knaben sind auch gut trainierten Mädchen überlegen. Dafür werden einerseits Übungseffekte, andererseits körperliche Unterschiede dafür verantwortlich gemacht und schließlich könnte eine Art Hemmung der Mädchen bestehen, wenn sie sich gegen Knaben sportlich betätigen müssen[88].

8.5.2 Kognitive Entwicklung im Schulalter

Die kognitiven Fähigkeiten von Kindern dieser Altersstufe bauen auf dem bereits erlernten kognitiven Leistungsniveau auf. Es kommt zur Erweiterung und Verfeinerung bereits erlernter Fähigkeiten. Durch die Tatsache, dass die Kinder fähig sind „neue und enorm durchschlagskräftige kognitive Strategien im Umgang mit konkreten Operationen entdecken und anwenden zu können"[89] bezeichnet Piaget diese Phase der kognitiven Entwicklung als Stadium der konkreten Operationen.

---

85 Oeter R, Dreher E (208) Jugendalter In: Oerter R, Montada L (Hrsg.) Entwicklungspsychologie[6], Betz Verlag, 272 - 332, hier 271 - 288.
86 Vgl. dazu auch: Schenk-Danzinger L (2007) Entwicklungspsychologie, G&G Verlagsgesellschaft Wien, 200 - 251.
87 Thomas, JR, French KE (1985) Gender differences across age in motor performance: A meta analysis. Psychological Bulletin, 98: 260 - 282.
88 Vgl. dazu: Rossmann P (2010) Einführung in die Entwicklungspsychologie des Kindes- und Jugendalters. Verlag Hans Huber, Bern, 111 - 132.
89 Vgl. dazu: Rossmann P (2010) Einführung in die Entwicklungspsychologie des Kindes- und Jugendalters. Verlag Hans Huber, Bern, 111 - 132, hier 114.

Reversibilität, Addition, Subtraktion, Multiplikation, Division und die Bildung von Rangreihen charakterisieren dieses Stadium[90]. Kinder in dieser Entwicklungsstufe sind auch bereits fähig induktiv logische Schlussfolgerungen zu ziehen, die Fähigkeit jedoch einer deduktiv logischen Schlussfolgerung fehlt ihnen noch.

8.6 Die motorische und kognitive Entwicklung im Jugendalter[91]

8.6.1 Die motorische Entwicklung im Jugendalter

Das Jugendalter ist durch eine weitere deutliche Zunahme der Muskelkraft und damit der motorischen Leistungsfähigkeit charakterisiert. Dieser dafür verantwortliche Zuwachs an Muskulatur ist bei Knaben stärker als bei Mädchen ausgebildet. Soziokulturelle aber auch biologische Faktoren sind dafür verantwortlich. Bedingt durch die rasche Wachstumsgeschwindigkeit und die Größenzunahme des Körpers können sich während dieser Zeit aber auch Unsicherheiten in der motorischen Koordination bemerkbar machen.

8.6.2 Die kognitive Entwicklung im Jugendalter

Mit Erreichen der Adoleszenz erreicht das Denken eine höhere Stufe, die Stufe der formalen Operationen. Der Jugendliche ist jetzt fähig sowohl induktiv als auch deduktive Schlussfolgerungen zu ziehen, damit entwickelt sich auch eine kritische Sicht auf die Welt im Allgemeinen.

Folgende Teilfähigkeiten charakterisieren die Stufe der formalen Operationen:

- Beherrschen kombinatorischer Operationen,
- Verständnis für Proportionen,

---

90   Vgl. dazu: Rossmann P (2010) Einführung in die Entwicklungspsychologie des Kindes- und Jugendalters. Verlag Hans Huber, Bern, 111 - 132, hier 114.
91   Oeter R, Dreher E (208) Jugendalter In: Oerter R, Montada L (Hrsg.) Entwicklungspsychologie[6], Betz Verlag, 272 - 332, hier 271 - 288.

- Verständnis für die Koordination zweier Bezugsysteme,
- Verständnis für den Begriff des mechanischen Gleichgewichts,
- Verständnis für den Wahrscheinlichkeitsbegriff,
- Verständnis für den Begriff der Korrelation,
- multiplikative Kompensationen,
- Verständnis für Erhaltungsformen.

8.7 Die Entwicklung von Wahrnehmung und Motorik

8.7.1 Grundlagen der Wahrnehmungsentwicklung

Die Fähigkeit sich einerseits selbst, andererseits die Umwelt wahrzunehmen, eröffnet jedem Lebewesen die Möglichkeit der Interaktion. Ist diese Fähigkeit auch am Beginn des Lebens eher noch rudimentär ausgebildet, so erfährt sie während der weiteren Entwicklung eine Vielzahl an Veränderungen. Physiologische Reifungsprozesse innerhalb der motorischen und sensorischen Hirnareale in Kombination mit dem limbischen und thalamischen System sind dafür verantwortlich. Diese Reifungsprozesse kombiniert mit spezifischen Erfahrungen, wie wir sie während unseres gesamten Lebens erwerben, sind schließlich für die Komplexität der verschiedenen Wahrnehmungsbereiche verantwortlich.

Einig ist sich die Forschung darüber, dass die Entwicklung von Wahrnehmung durch die Kombination aus Reifungsprozessen und Erfahrung geschieht; kontrovers hingegen diskutiert werden die Art und die Implikationen dieser Veränderungen. Zwei Sichtweisen stehen sich dabei gegenüber:

- die konstruktivistische Sichtweise[92] geht davon aus, dass aufgenommene Sinnesempfindungen mit einem Bedeutungsinhalt versehen werden. Da Aktivität das Fundament der Wahrnehmung der Umwelt darstellt, geht diese Sichtweise davon aus, dass erst die Verknüpfung von Handlungen mit Sinneseindrücken zur eigentlichen Wahrnehmung führt;

---

92 Als Vertreter dieser Sichtweise sei genannt: Hochberg J (1981) On cognition in perception. Perceptual coupling and unconscious inference. Cognition 10, 127 - 134.

- die ökologische Sichtweise[93] hingegen beruht darauf, dass angenommen wird, dass der Mensch genetisch so ausgestattet ist, dass er nur sinnvolle Informationen direkt wahrnimmt. Die Entwicklung der Wahrnehmung erfolgt durch einen bedeutungsvollen Kontakt mit der Umwelt. Lernen und Entwicklung sind somit Teil dieser Informationsrezeption. Hier hingegen stellt die Wahrnehmung der Umwelt das Fundament für Handlungen dar.

Wahrnehmung umfasst ein sehr weit gestecktes Feld an Interaktionen mit der Umwelt; diese umfasst visuelle und auditive Wahrnehmungsbereiche, die Qualitäten „Fühlen", „Schmecken" und „Riechen" sowie schließlich die motorische Wahrnehmungsentwicklung. Da nur die motorische Entwicklung der Wahrnehmung im direkten Zusammenhang mit Fragestellung des Projektes steht, wird im folgenden Abschnitt auch nur dieser Ausschnitt der Wahrnehmungsentwicklung näher beschrieben.

8.7.2 Die Entwicklung der motorischen Wahrnehmung

Beobachtet man ein neugeborenes Kind auf seinem weiteren motorischen Entwicklungsprozess, dann fallen beinahe dramatische Veränderungen gerade innerhalb des ersten Lebensjahres auf. Aus einem sich vorerst unkoordiniert bewegenden Säugling wird ein Kind, das in der Lage ist, aufrecht zu stehen und seine Umwelt zielgerichtet wahrzunehmen. Ursächlich hat man dafür angenommen seien Reifungsprozesse in den verschiedenen Hirnarealen dafür verantwortlich. Beobachtungen jedoch ergaben, dass Reifungsprozesse alleine nicht ausreichen, um diese Entwicklung zu erklären. Vielmehr benötigen Kinder Erfahrung und Unterschiede. Nur dann kann sich auch die Motorik entwickeln. Man ist heute sogar der Überzeugung, dass Säuglinge von Beginn an das Bedürfnis haben, sich zielgerichtet mit der Umwelt auseinanderzusetzen. Vorerst unkoordinierte und ineffiziente Handlungsweisen greifen schließlich durch zunehmende motorische Fähigkeiten und Erfahrung stimmig ineinander[94].

---

93 Gibson EJ, Walker AS (1984) Development of knowledge of visual-tactile affordances of substance. Child development, 55: 453 - 460.
94 Von Hofsten (2006) Action in development. Developmental Science 10, 54 - 60.

9. Die Entwicklung der MH Kinaesthetics und Wissenschaft[95,96,97]

9.1 Phase I: Der Ursprung an der University of California

Gemeinsam mit dem Kybernetiker K. U. Smith hat Dr. Frank Hatch 1978 an der University of California (USA) die erste Phase der MH Kinaesthetics – Entwicklung eingeleitet. Unter konsequenter Anwendung der Wissenschaft der lebenden Systeme (Kybernetik) begann Frank Hatch

- die Art und Weise, wie sich Menschen im Alltag bewegen, zu analysieren und
- sich mit der Frage zu beschäftigen, wie sich die Bewegung auf die ganzheitliche Entwicklung von Menschen (geistig, gesundheitlich, sozial) auswirkt.

Seine Arbeiten benannte Hatch Kinaesthetics (deutsch: Kinästhetik), der sich aus den beiden griechischen Worten „kinesis" (Bewegung) und „aesthesis" (Wahrnehmung) zusammensetzt.

9.2 Phase II: Die breite Anwendung in der Praxis

Mit dem Einstieg von Dr. Lenny Maietta (Kybernetik-Forscherin auf dem Gebiet Kindesentwicklung) wurde 1974 die zweite Phase der MH Kinaesthetics - Entwicklung – die Phase der breiten Anwendung – eingeleitet. Auf Basis der von Hatch / Maietta entwickelten MH Kinaesthetics - Konzepte wurden im deutschsprachigen Raum 1998 über 80 000 Fachkräfte im Gesundheits- und Sozialbereich ausgebildet und damit befähigt, ihre alltäglichen Bewegungen bewusster zu gestalten. Wirkungsanalysen zeigten, dass diese Menschen a) ihre Lern- und Kommunikationsfähigkeit verbesserten, b) die eigene Gesundheit

---

95 Maietta L, Hatch F (1999) Kinästhetik. Ullstein Medical.
96 Maietta L, Hatch F (1999) Kinästhetik. Verlag Urban & Fischer.
97 Maietta L, Hatch F (1999) Kinästhetik – Infant Handling. Hans Huber Verlag Bern.

selbst effektiver regulieren und c) im Beruf mehr Qualität für die Kunden erreichen konnten.

9.3 Phase III: Die wissenschaftlich – methodische Weiterentwicklung

Ende der neunziger Jahre leiteten Frank Hatch und Lenny Maietta die dritte Phase der MH Kinaesthetics - Entwicklung ein. Im Zentrum dieser derzeit laufenden Phase stehen Forschungsaufgaben zu den folgenden Problemstellungen:

- Wie muss das MH Kinaesthetics - Wissen bei Menschen und Organisationen aufgebaut werden, um eine optimale Wirkung zu erzielen?
- Welchen Nutzen kann der Einsatz von MH Kinaesthetics - Wissen für Gesundheitsorganisationen bzw. für das gesamte Sozialsystem haben?
- In welchen neuen Bereichen – außerhalb des Sozial- und Gesundheitssystems – erscheint die Anwendung von MH Kinaesthetics - Wissen sinnvoll und nützlich zu sein?

Die Ergebnisse dieser Arbeiten fließen unmittelbar in die Weiterentwicklung der vorhandenen MH Kinaesthetics - Methoden und - Schulungsmethoden ein. Die Erkenntnisse machen es auch möglich, MH Kinaesthetics zur Steigerung von Gesundheit und Lebensqualität von Menschen, die sich in besonderen Lebenssituationen befinden (Frühgeborene, ältere Menschen, Menschen mit Behinderungen) zu nutzen.

Anwendungsbereiche **für MH Kinaesthetics sind**:
- **Führungs- und Organisationsentwicklung,**
- **Schulung von Angehörigen in der Pflege und für den privaten Alltag,**
- **Physiotherapie und Ergotherapie, Logopädie,**
- **Gesundheits- und Krankenpflege,**
- **Kinder- und Erwachsenenpflege,**
- **Rehabilitation von Menschen,**
- **Menschen mit Behinderungen,**
- **Frühgeborene,**
- **Entwicklung von Kleinkindern,**

- **Kinder in Kindergräten, Schulen und Tagesstätten,**
- **im Reinigungswesen tätige Menschen,**
- **mit Patiententransport beschäftigte Mitarbeiter,**
- **Büroangestellte,**
- **Küchenpersonal.**

9.4 Grundlagen

Grundlage für die Entwicklung von MH Kinaesthetics bildete die Frage nach der Natur lebender Systeme. Aufbauend auf die Beantwortung dieser Problemstellung konnte sich dann schließlich ein praktisches Anwendungs- und Bildungsprogramm auf Basis verhaltenskybernetischer Grundlagen entwickeln.

Leben ist Bewegung, jeder lebende Organismus steht in einem Gleichgewicht, welches durch eine Stabilität aller physiologischen Vorgänge charakterisiert ist (Homöostase). Trotz dieser scheinbaren Stabilität und inneren Ausgeglichenheit, ist lebenden Organismen ein weiteres Charakteristikum eigen, welches sie von nicht-lebenden Organismen unterscheidet: sie haben die Möglichkeit ein eigenes Verhalten zu setzen. Lebende Organismen brauchen auf Einflüsse aus der Umgebung nicht nur passiv zu reagieren, sie vermögen vielmehr eine aktive Handlung zu setzen, sie können agieren. Agierenden Elementen ist jedoch noch eine weitere zusätzliche Eigenschaft immanent: aufgrund eines Rückkoppelungsmechanismus können sie auf Reize aus der Umwelt aktiv reagieren und somit neue Reaktionen in Gang setzen. Dadurch wird ein sich ständig wiederholender Prozess in Gang gebracht, der dadurch gekennzeichnet ist, dass einer sensorischen Information (Input) eine motorische Reaktion (Output) folgt. Dieses Verhalten wird als Feedback-Kontroll-Mechanismus bezeichnet. Diese Feedback-Kontrolltheorie sieht in allen lebenden Organismen Bewegungssysteme, die ständig untereinander und miteinander kommunizieren und durch Adaptation an die Bewegung anderer lebender Systeme in ihrer Umgebung lernen.

Die Verhaltenskybernetik hat dieses Gedankengut erneut aufgegriffen. Sie konnte aufzeigen, dass die Bewegungsvorgänge der alltäglichen Lebensaktivitäten eine wesentliche Wirkung auf die Organisation und Regulation des Zusammenspiels zwischen Zellen, Geweben, Organen und Organsystemen und ganzen menschlichen Systemen

9. Die Entwicklung der MH Kinaesthetics und Wissenschaft

ausüben. Bewegung induziert somit die Kontrolle innerer Prozesse (= Homöokinese). Werden lebende Systeme bewegt, so erfahren sie dadurch die Realität, weil verschiedene Bestandteile des Systems den Bewegungen des jeweils anderen folgen und sich ihnen anpassen. Dieses wechselseitige Folgen von Bewegung bewirkt eine stabile Existenz lebender Systeme. Bewegung induziert Bewegung und gewährleistet Stabilität innerhalb eines Systems, aber auch nach außen.

Gesundheit könnte somit als Kontrolle über sämtliche zellulären, physiologischen und molekularen Austauschvorgänge, erzielt durch eine optimale Kontrolle der für die menschlichen Aktivitäten relevanten Bewegungen, definiert werden.

Aufbauend auf Erkenntnissen über die zentrale Rolle der eigenen aktiven Bewegung für Gesundheit und Lernen haben sich folgende Grundlagen für das Programm MH Kinaesthetics entwickelt:

- Leben ist ein permanenter Veränderungs- und Anpassungsprozess, der durch die eigene Bewegung in täglichen Aktivitäten reguliert wird. Art und Weise der Bewegung bei den alltäglichen Lebensaktivitäten beeinflusst alle anderen Entwicklungsprozesse. Der Einfluss kann dabei sowohl konstruktiv, als auch destruktiv sein.
- Auch alle inneren Prozesse wie Atmung, Kreislauf, Verdauung etc. sind Bewegungsprozesse. Diese werden ebenfalls durch die eigene Bewegung in den täglichen Aktivitäten reguliert, d.h. die Qualität unserer Bewegungen bei allen Aktivitäten bestimmt die Effektivität der inneren Prozesse.
- Menschen entwickeln eigene Bewegungsfähigkeiten, indem sie der Bewegung anderer Menschen folgen.
- Kranke, verletzte und pflegebedürftige Menschen müssen Möglichkeiten neu entdecken, wie sie ihr Gewicht gegenüber der Schwerkraft kontrollieren können. Dies geschieht dadurch, dass sie, um die alltäglichen Aktivitäten durchzuführen, neue Bewegungsmöglichkeiten entdecken. Je optimaler diese neuen Möglichkeiten an ihrem eingeschränkten körperlichen Zustand adaptiert sind, desto einfacher sind sie erlernbar.
- Die Art und Weise, wie Pflegende PatientenInnen in der Bewegung ihrer täglichen Aktivitäten unterstützen, kann den Lernprozess konstruktiv oder destruktiv beeinflussen.
- Das wichtigste Entwicklungsangebot für eine(n) PatientIn ist die kompetente Begleitung (Bewegungskompetenz) durch die betreuende Person. Je fähiger die betreuende Person ist, desto gezielter

kann sie (er) Gesundheits- und Lernprozesse des(r) PatientenIn unterstützen.
- Die nötige Bewegungskompetenz der pflegenden Personen ist keine angeborene Kompetenz. Sie muss erlernt werden.

Die Feedback-Kontrolltheorie sieht in allen lebenden Organismen Bewegungssysteme, die ständig untereinander und miteinander kommunizieren und durch Folgen und Anpassen an die Bewegung anderer lebender Systeme in ihrer Umgebung lernen.

Mit dieser Grundüberlegung wurde ein erster Schritt getan, um einen Ansatz für die Gesundheitsentwicklung innerhalb der Gesundheitspflege zu legen. Die Verhaltenskybernetik hat dieses Gedankengut erneut aufgegriffen. Sie konnte wissenschaftlich beweisen, dass die Bewegungsvorgänge der normalen Lebensaktivitäten eine wesentliche Wirkung auf die Organisation und Regulation des Zusammenspiels zwischen Zellen, Geweben, Organen und Organsystemen und ganzen menschlichen Systemen ausüben. Bewegung induziert somit die Kontrolle innerer Prozesse (= Homöokinese). Werden lebende Systeme bewegt, so erfahren sie dadurch die Realität, weil verschiedene Bestandteile des Systems den Bewegungen des jeweils anderen folgen und sich ihnen anpassen. Dieses wechselseitige Folgen von Bewegung bewirkt eine stabile Existenz lebender Systeme. Bewegung induziert Bewegung und gewährleistet Stabilität innerhalb eines Systems und auch nach außen.

9.4.1 Die eigene Bewegung für die menschliche Entwicklung nutzen

MH Kinaesthetics unterscheidet zwischen
- intensiver Bewegung („Ich mache Konditionstraining"),
- Bewegungsfähigkeit („Ich komme mit den Fingern bis zum Boden") und
- Bewegungskompetenz („Ich bewege mich so, dass ich damit meine Gesundheit, Lernfähigkeit und Lebensqualität gezielt fördere").

Mit MH Kinaesthetics kann Bewegungskompetenz aufgebaut werden. Je höher die eigene Bewegungskompetenz ist, desto gezielter kann man die eigene alltägliche Bewegung zur Entwicklung der Gesundheit nutzen.

9.4.2 Schädliche Bewegungsmuster im Alltag ausfindig machen und reduzieren

Viele Menschen nehmen ihre Bewegungen im Alltag kaum wahr, d. h. die Alltagsbewegungen laufen weitgehend unbewusst ab. Daher können sich auch leicht schädliche Bewegungsmuster einschleichen. Diese können über die Zeit zu (versteckten) Quellen von Gesundheits- und Entwicklungsproblemen werden. Mit Sport und Fitness werden solche „schädlichen" und alltäglichen Bewegungsmuster in der Regel nicht erkannt. Mit professionellen MH Kinaesthetics - Wissen lernen Menschen, ihre eigenen Bewegungen bewusst wahrzunehmen, die schädlichen Bewegungsmuster zu erkennen und diese aktiv zu verändern.

MH Kinaesthetics geht es generell um Bewegungskompetenz: Sich nur bei Sport oder Fitness intensiv und kompetent zu bewegen, hat „begrenzte Wirkung". Warum? Die meisten Bewegungsabläufe finden nicht beim Sport oder beim Fitnesstraining, sondern im normalen Tagesablauf statt. Bei der Arbeit, im Büro, im Haushalt, in der Schule, im Seniorenheim; lebenslang. Ist ein Mensch in der Lage, seine Alltagsbewegungen im Sinne von MH Kinaesthetics „kompetent" zu gestalten, kann er laufend von den Ressourcen seines Körpers profitieren. Menschen mit körperlichen Einschränkungen können den Alltag – unter Anwendung von MH Kinaesthetics - Wissen – länger eigenständig meistern.

Ziel von MH Kinaesthetics ist es u. a. mehr auf sich selbst zu achten und „falsche" Bewegungsmuster im Alltag ausfindig zu machen und zu reduzieren. Mit professionellen Erkenntnissen von MH Kinaesthetics lernen Menschen, ihre eigenen Bewegungen bewusst wahrzunehmen, die schädlichen Bewegungsmuster zu erkennen und diese aktiv zu verändern. Ein weiteres Ziel von MH Kinaesthetics ist es Bewegungskompetenz zu erarbeiten, um die eigene Gesundheit und Lernen lebenslang positiv zu beeinflussen (Live span health development).

9.5 Methodische Werkzeuge von MH Kinaesthetics

Die methodischen Werkzeuge von MH Kinaesthetics werden benötigt, um das Bildungssystem in seiner Gänze zu verstehen.

9.5.1 Methoden

9.5.1.1 MH Kinaesthetics Bildung

MH Kinaesthetics ist eine Lehre menschlicher Bewegung. MH Kinaesthetics-Bildung ist die Zusammenarbeit der Begründer Dr. Frank Hatch und Dr. Lenny Maietta mit den Anwendern verschiedener Berufs- und Funktionsfelder, die miteinander formelle und informelle Geschäftsprozesse gestalten. In diesem integrativen Prozess werden MH Kinaesthetics-Programme entwickelt, zertifiziert, modifiziert und neuen Anwendern immer wieder in Trainings und in Ausbildungen zur Verfügung gestellt. Das System ist ein Bildungsunternehmen, das viele personale, professionale und organisationale Interessen vereint und unterstützt.

9.5.1.2 Das MH Kinaesthetics-Bildungssystem

Im Zentrum des MH Kinaesthetics-Bildungssystems steht die Bewegung (private Alltags- und Berufsalltag) des Menschen.

MH Kinaesthetics basiert auf dem Verständnis, dass die Qualität der eigenen Bewegung lebenslang die Lern- und Gesundheitsprozesse des Menschen wesentlich beeinflusst: „Ich bewege, also bin ich." In MH Kinaesthetics nutze ich meine Beachtung der eigenen Bewegung, um die Wirksamkeit meines Tuns immer gezielter zu erfahren und zu verstehen.

MH Kinaesthetics - Bildung heißt, ich lerne, meiner Wahrnehmung der eigenen Bewegung und damit der Wirksamkeit, die ich in meinem Tun erfahre, zu vertrauen. Dieses Vertrauen zeigt sich einerseits als wachsende Kompetenz, meine täglichen Aktivitäten des Lebens zu gestalten, andererseits als wachsende Bedeutung, die ich für meine persönlichen, sozialen oder kulturellen Lebensthemen schöpfe.

9. Die Entwicklung der MH Kinaesthetics und Wissenschaft

9.5.2 Die methodischen Werkzeuge von MH Kinaesthetics

Konzeptsystem

Das Konzeptsystem ist ein Werkzeug, mit dem ich auf die Bewegung jeder Aktivität systematisch achte, sie erfahre, verstehe und sie anpassen kann. Ich lerne – das heißt, mein ganzer Körper lernt – die Eigenschaften und Möglichkeiten der Bewegung, die jede Aktivität einzigartig gestaltet.

Abb. 2:

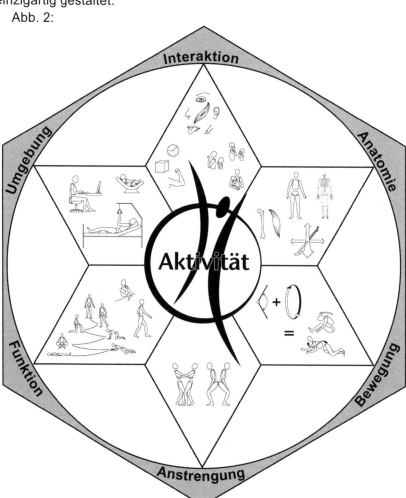

9.5 Methodische Werkzeuge von MH Kinaesthetics

Lernmodell

Das Lernmodell beschreibt den Prozess, wie ich durch die systematische Nutzung des Konzeptsystems mehr Kompetenz und Bedeutung in den verschiedensten Bereichen meines Tuns entwickle (Abb. 3).

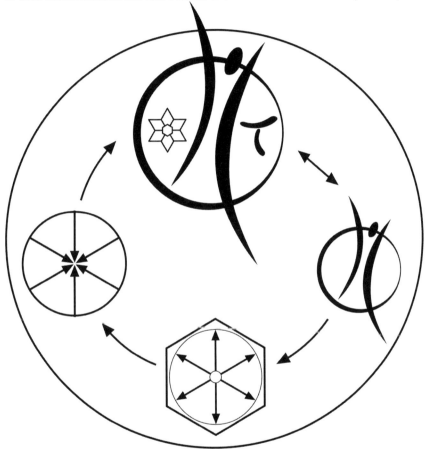

Curriculumstruktur

Die Curriculumstruktur beinhaltet den spiraligen integrativen Entwicklungsprozess eines Menschen. Ich lerne meine wachsende Kompetenz und Bedeutung, die ich in meinem Tun erfahre, aus verschiedenen Blickpunkten.

9.6 Die Bildungsaspekte in MH Kinaesthetics

Ich lerne, auf die Bewegungen zu achten, mit denen ich die Aktivitäten meines Lebens gestalte. Mein Wachsen, das mit diesem Sensibilisierungsprozess einhergeht, kann ich in drei wesentlichen Bereichen fördern: Ich - Du - Wir.

Ich: der personale Wesensbereich

Meine Körperteile folgen einander in jeder Bewegung, die ich durchführe (body tracking). Die Fähigkeit ist fundamental für jede Entwicklung von Bewegungskompetenz.

Du: der professionale Wesensbereich

Ich folge der Bewegung eines anderen Menschen im gemeinsamen Tun (social tracking). Diese Fähigkeit ist fundamental für die Entwicklung von Handlingkompetenz. Sie ist die Basis für Professionalität in der Interaktion zwischen Menschen.

Wir: der organisationale Wesensbereich

Ich folge der Bewegung der Mitglieder einer Gruppe von Menschen (Familie, Peer-Gruppe, Team), indem ich Symbole und Regeln der Gruppe im wechselseitigen Austausch beachte (cultural tracking). Diese Fähigkeit ist fundamental für die Entwicklung von Organisationskompetenz und Führung.

9.7 MH Kinaesthetics als Selbstevaluationsprozess

Wir verstehen den Menschen als ein lebendiges System, das sein Tun fortlaufend selbst korrigiert und evaluiert. Sein Achten auf sich – das Lernen seiner Wahrnehmung der eigenen Bewegung zu vertrauen und sie zu verstehen – steigert die Fähigkeit zur Selbstevaluation. Wir entdecken Eigenschaften und Möglichkeiten unserer Bewegung. Diese Eigenschaften und Möglichkeiten zu nutzen steigert die Lebensqualität. Wir erfahren die Wirksamkeit und die Bedeutung unseres Tuns. Beides können wir dokumentieren, einerseits als Kompetenz-

9.7 MH Kinaesthetics als Selbstevaluationsprozess

veränderung in verschiedenen Feldern, anderseits bezüglich Lebensthemen, die uns wichtig sind (Abb. 4).

Eigene Bewegung: Mein Bewusstsein der Bewegung meiner Körperteile zielt auf die Gestaltung meiner Lebensaktivitäten. Diese Kompetenz ist das Fundament für mein Lernen, meine Gesundheit und Lebensqualität.

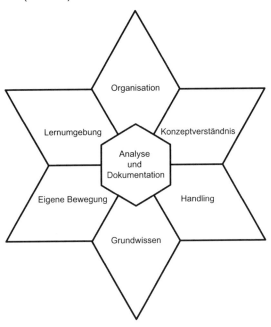

Handling: Menschen lernen neue Eigenschaften und Möglichkeiten der Bewegung für Alltagsaktivitäten hauptsächlich, indem sie der Bewegung anderer Menschen folgen. In Interaktion mit anderen Menschen erkenne ich meinen Einfluss auf deren Kompetenz, ihre eigene Bewegung anders zu gestalten.

Konzeptverständnis: Ich kann die Erfahrung meines Tuns aus den verschiedenen Konzeptperspektiven immer differenzierter erkennen und in meinen Worten ausdrücken. Ich nutze dieses Verständnis, um neue Aspekte der Bewegung, die menschliche Aktivitäten gestaltet, zu erfahren und zu beschreiben.

Lernumgebung: Ich kann das MH Kinaesthetics-Lernmodell nutzen, das heißt ich kann die Bedingungen schaffen, wie ich sensibel für meine Bewegungsreize sein kann. Um meine Bewegungskompetenz zu entwickeln, gestalte ich relevante Lernaktivitäten immer wirkungsvoller.

Organisation: Mein Bewusstsein und Verständnis von meinem Körper als ein System, das so organisiert ist, dass die verschiedenen Körperteile gemäß ihren unterschiedlichen Eigenschaften und Aufgaben als Ganzes zusammenspielen. Dieses Bewusstsein ist die Grundlage, um meinen Einfluss auf die Bewegung zwischen den Teilen in einer Organisation zu verstehen. Dies führt zu einem wirkungsvolleren Spiel zwischen diesen Teilen.

Grundwissen: Ich bin in der Lage, meine Erfahrung – die erfahrene Wirkung meines Tuns – mit wissenschaftlichen und praktischen Erklärungen zu verbinden. Ich bin mir meiner Grundannahmen bewusst, die mein Menschenbild prägen, indem ich kontinuierlich meine Eigenschaft als lebendes Bewegungssystem evaluiere.

Analyse & Dokumentation: Ich kann die Kompetenzfelder immer mehr nutzen, um kontinuierlich meine Kompetenzveränderungen in jedem Feld zu bemerken, zu deuten und zu dokumentieren.

Thema

Mit Thema sind die Themen des Lebens gemeint, die für mich bedeutsam sind. Ich beeinflusse meine Lebensthemen durch die Gestaltung meiner Lebensaktivitäten.

Das MH Kinaesthetics-Konzeptsystem

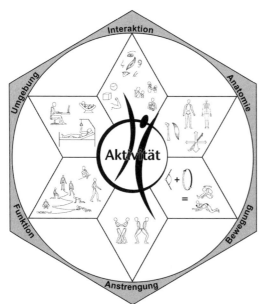

Im Mittelpunkt des Konzeptsystems stehen die Aktivitäten. Durch die Aktivitäten unseres täglichen Lebens beeinflussen wir unsere Themen des Lebens, seien dies praktische, philosophische oder andere Themen. Alle Aktivitäten führen wir mit Bewegung durch, der Bewegung unseres Gewichtes in der Schwerkraft.

Im folgenden Schaubild ist das Konzeptsystem grafisch dargestellt. Es ist als Werkzeug gedacht, mit dem wir auf jede alltägliche Aktivität aus verschiedenen Bewegungsperspektiven systematisch achten, sie verstehen und verändern können (Abb. 5).

9.7 MH Kinaesthetics als Selbstevaluationsprozess

Aktivität (Abb. 6)

Aktivitäten sind Phänomene der Bewegung.

Eine Aktivität umfasst die Bewegungssequenzen, die mit Absicht zur Erreichung eines Zieles durchgeführt werden. Eine Aktivität erhält ihre Form, indem ein Bezugsrahmen um solche Bewegungssequenzen gesetzt wird. Wir erkennen den Bezugsrahmen an, in dem wir die Aktivität benennen oder ihren Zweck beschreiben.

Da Aktivitäten Bewegungssequenzen umfassen, haben sie auch einen klaren Anfang und ein klares Ende mit bestimmten zeitlichen Eigenschaften und bestimmten räumlichen Dimensionen. Und schließlich – um überhaupt stattfinden zu können – erfordern sie Energie in Form von Anstrengung.

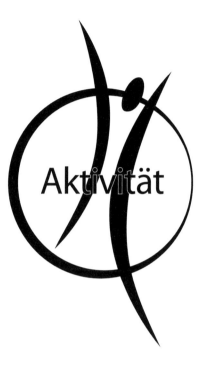

MH Kinaesthetics ist eine systematische Beschreibung und Erklärung der Eigenschaften und Aufgaben aller Teile. Sie machen die Aktivitäten zu dem herausragenden Faktor, wie wir unser Leben miteinander leben und gestalten.

1. Konzept: Interaktion

Interaktion ist das, was zwischen Teilen geschieht; zwischen Teilen in mir, zwischen mir und anderen Menschen, zwischen mir und meinem Umfeld. Das Achten auf diese Teile und auf den Unterschied zwischen ihnen erhöht mein Verständnis von der Bewegung meines Tuns. Das gibt mir mehr Möglichkeiten, meine Bewegung gezielt für die Steuerung und Gestaltung von Lern- und Gesundheitsprozessen zu nutzen: allein, mit meinem Partner, in Gruppen und in der aktiven Gestaltung der Umgebung.

Sinne (Abb. 7)

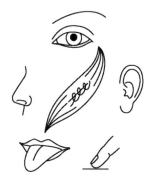

Bewegungselemente (Abb. 8)

Unsere Sinne folgen der Bewegung. Bewegung entsteht aus den Elementen Zeit, Raum und Anstrengung. Ich kann damit beschreiben, wie ich die Bewegung meines Gewichts in seinen zeitlichen, räumlichen und kräftemäßigen Eigenschaften erfahre.

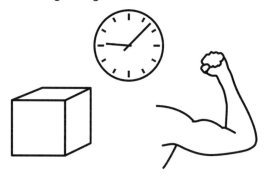

Interaktionsformen (Abb. 9)

Interaktionsformen beschreiben das Spiel zwischen den Sinnen und den Bewegungselementen.

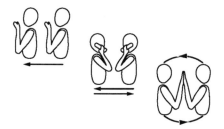

2. Konzept: Funktionale Anatomie

Funktionale Anatomie beschreibt den Apparat, mit dem ich meine Aktivitäten gestalte. Mein Körper ist das, was sich bewegt. Jede Aktivität führe ich mit meinem ganzen Körper durch. Meine Anatomie ist einerseits das Ergebnis meiner Bewegungsgeschichte und bestimmt anderseits, wie ich mich bewegen kann. Die Eigenschaften und Aufgaben meiner Anatomie differenziert zu erfahren, ist eine Voraussetzung, diesen Apparat wirksam anzuwenden.

Dieses Konzept beinhaltet vier Unterthemen: Knochen und Muskeln, Massen und Zwischenräume, Haltungs- und Transportbewegungsebenen und Orientierung. (Abb.10)

Anatomie Icon: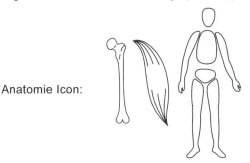

3. Konzept: Menschliche Bewegung

Ich lerne lebenslang die Bewegung, mit der ich meine Aktivitäten gestalte. Jeder Mensch hat seine individuelle Art, sein Gewicht und die Gegenstände in seinem Umfeld zu bewegen. Die Eigenschaften der funktionalen Anatomie eines Menschen bestimmen zwei grundsätzlich unterschiedliche Sorten von Bewegung: einerseits die Bewegung des Gewichts im Umfeld (Transportbewegung), anderseits die Bewegung des Gewichts im Körper (Haltungsbewegung).

In der Haltungsbewegung läuft das Gewicht der Masse über die Rückseite nach oben oder nach unten innerhalb der Masse, und wenn es die Zwischenräume erlauben, fließt das Gewicht zu oder weg von der nächsten Masse.

Wenn sich das Gewicht einer Masse oder eines Gegenstandes in der Umgebung bewegt, dann handelt es sich um die Transportbewegung (Abb. 11).

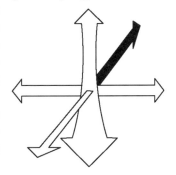

9. Die Entwicklung der MH Kinaesthetics und Wissenschaft

Das Konzept Menschliche Bewegung beschreibt diese beiden Sorten von Bewegung (Haltungs- und Transportbewegung) und die parallelen/spiraligen Bewegungsmuster, die in Kombination daraus entstehen.

Die menschlichen Aktivitäten sind aus der Kombination dieser beiden Bewegungsarten gestaltet.

Durch die Kombination dieser beiden Bewegungsarten gestalten wir alle Bewegungssequenzen, mit denen wir unsere Lebensaktivitäten durchführen.

Spiralige und parallele Bewegungsmuster

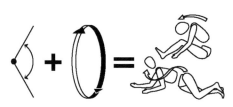

Durch die gezielte Kombination von Haltungs- und Transportbewegung entstehen bei jeder Aktivität verschiedene Bewegungsmuster. Ich kann sie als eher spiralige oder eher parallele Bewegungsmuster anerkennen (Abb. 12).

4. Konzept: Anstrengung

Die Anstrengung ist die Kraft, die das Körpergewicht in der Schwerkraft bewegt. Die Eigenschaft dieser Anstrengung erfahre ich als ziehen und drücken. Die Bewegung besteht darin, dass ein Körperteil mit anderem Aufwand als die anderen Körperteile zieht oder drückt. Steigt der Aufwand mit geringer Bewegung, dann erfahre ich das als steigende Körperspannung.

Ziehen und drücken

Ziehen und drücken sind die beiden Arten von Anstrengung. Ich gestalte die Anstrengung mit meinem ganzen Körper (Abb. 13).

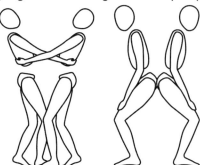

9.7 MH Kinaesthetics als Selbstevaluationsprozess

Bewegung entsteht, wenn es einen Unterschied im Ausmaß der Anstrengung zwischen den beteiligten Massen oder Gegenständen gibt. Zieht ein Arm den Brustkorb mit mehr Kraft als der Brustkorb den Arm zieht, dann bewegen sich beide in Richtung des Armes. Drückt ein Arm gegen die Umgebung, dann drückt er zurück auf den Brustkorb und bewegt dessen Gewicht soweit, wie der Brustkorb nachgibt. Andernfalls baut sich eine höhere Spannung mit weniger Bewegung im Körper auf.

Der Kontaktpunkt ist der willkürlich gewählte Punkt, um die Qualität der erfahrenen Anstrengung einzuordnen.

5. Konzept: Menschliche Funktion

Das MH Kinaesthetics Konzept Menschliche Funktion ist ein Kategoriensystem für die verschiedenen Arten von Aktivitäten, die Menschen durchführen, um ihr Leben zu gestalten. Dazu gehören sowohl die willkürlichen Alltagsaktivitäten wie Gehen, Sitzen, Schreiben und Kommunizieren als auch die vitalen inneren Aktivitäten des Menschen, zum Beispiel Atmen, Verdauen, der Kreislauf und der Lymphtransport. Mit jedem der zuvor beschriebenen Konzepte kann ich jede dieser Aktivitäten beschreiben.

MH Kinaesthetics unterscheidet zwei Hauptkategorien von Menschlichen Funktionen:

Einfache Funktion: Positionen / Grundpositionen

Position

Ich bin kontinuierlich damit beschäftigt, mein Gewicht in der Schwerkraft zu organisieren, das heißt die Beziehung meiner Körperteile einerseits zueinander, andererseits zur Umgebung zu gestalten. Das ist die Bedeutung des Wortes Position. Die Art und Weise, wie ich mein Gewicht in der Position organisiere, beeinflusst alles Weitere meines Handelns. Je weniger Anstrengung ich benötige, um meine Position zu organisieren, umso mehr Kraftressourcen stehen mir zur Verfügung, um weitere Aspekte meiner Aktivitäten durchzuführen.

In einer Position zu sein heißt, ich bewege mich andauernd, um das Gewicht meiner Massen indirekt oder direkt auf die Unterstützungsfläche fließen zu lassen. Diese ist ein aktives Spiel mit der Schwerkraft.

Bereits im Mutterleib gestaltet ein Fötus mit seinen Körperteilen verschiedene Formen von Positionen. Nach der Geburt lernt er, sein

Gewicht in der Schwerkraft von einfachen bis hin zu immer komplexeren Formen von Positionen, in denen immer weniger Massen direkt unterstützt werden, zu organisieren.

Wir setzen unsere Extremitäten ein, um eine Position aufgrund unserer Gewichtsverteilung, unserer Körperproportionen, unserem Schmerzempfinden usw. angepasst zu gestalten.

7 Grundpositionen (Abb. 14)

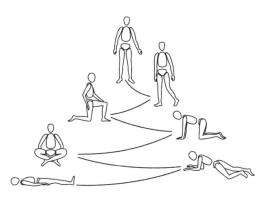

Verschiedene Konfigurationen der Körpermassen in einer flachen Umgebung kann man auf sieben Grundpositionen reduzieren. Diese Positionen sind besonders stabil, weil die Massen so miteinander im Gleichgewicht sind, dass eine minimale Anstrengung erforderlich ist.

Dieses Gleichgewicht erlaubt ein hohes Maß an Anpassung der Massen innerhalb der Position. Für diese Anpassung spielen die Extremitäten eine wichtige Rolle, indem sie das Gewicht der Zentralmassen steuern oder teilweise übernehmen.

In allen Positionen gilt: Das Gewicht fließt über die Rückseiten der Massen zur Unterstützungsfläche. Wir setzen die Vorderseiten der Massen ein, um das Gewicht zu den Rückseiten zu verlagern und die Gewichtsverteilung kontinuierlich anzupassen.

Komplexe Funktion: Bewegung am Ort

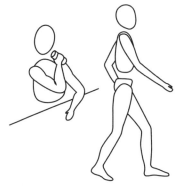

Alle Funktionen, die nicht auf einen Ortswechsel angewiesen sind, gehören zur komplexen Funktion Bewegung am Ort:
- innere (vitale) Bewegungsaktivitäten
- willkürliche Bewegungsaktivitäten

9.7 MH Kinaesthetics als Selbstevaluationsprozess

Innere (vitale) Bewegungsaktivitäten

Die inneren (vitalen) Bewegungsaktivitäten sind zum Beispiel Atmung, Kreislauf, Lymphtransport und Verdauung. Meine Position beeinflusst – positiv oder negativ – die Wirksamkeit dieser verschiedenen vitalen Aktivitäten.

Willkürliche Bewegungsaktivitäten

Zu den willkürlichen Bewegungsaktivitäten gehören Aktivitäten wie Ruhen, Schlafen, Essen, Waschen, Anziehen, Ausscheiden, Denken, Lesen und Schreiben. Ich muss zuerst das Gewicht in einer effektiven Position organisieren, bevor ich die Bewegung dieser willkürlichen Aktivitäten wirkungsvoll durchführen kann.

Die Eigenschaft der Position wirkt auf die Gestaltungsmöglichkeit dieser Bewegung-am-Ort-Aktivitäten: Trinken in Rückenlage ist schwierig; Zwischenpositionen zwischen Sitzen und Liegen beeinträchtigen das Atmen. Einige Bewegung-am-Ort-Aktivitäten können sogar leichter ausgeführt werden in Kombination mit Fortbewegung, beispielsweise Hosen anziehen durch Aufstehen aus dem Sitzen.

Komplexe Funktion: Bewegung / Fortbewegung am Ort

Während ich kontinuierlich mit dem Positionieren meines Gewichtes beschäftigt bin, führe ich gleichzeitig andere Bewegungen durch, die meine Aktivitäten des Lebens gestalten. Diese Gleichzeitigkeit ist das Merkmal komplexer Funktionen. Wir teilen sie ein in Bewegung und Fortbewegung am Ort (Abb. 15).

Komplexe Funktion: Fortbewegung

Die Fortbewegung bringt das Gewicht meiner Massen an einen neuen Ort.
 Ich mache das in drei Schritten:
1. Ich verlagere das Gewicht einer Masse, so dass es eine andere Masse entlastet.
2. Ich bewege die entlastete Masse an einen neuen Ort.
3. Ich verlagere mein Gewicht an den neuen Ort, so dass alle Massen wieder miteinander im Gleichgewicht sind.

 Es lassen sich zwei Formen von Fortbewegung unterscheiden:

Gehen

Die Gewichtsverlagerung geschieht auf einer Unterstützungsfläche.

9. Die Entwicklung der MH Kinaesthetics und Wissenschaft

Springen

Die Gewichtsverlagerung geschieht in der Luft. Ich kann mich in jeder Position auf der horizontalen Achse fortbewegen.

Auch der Wechsel auf der vertikalen Achse von einer tieferen Position zu einer höheren oder umgekehrt ist Fortbewegung.

In meiner Entwicklung bewege ich mich kontinuierlich auf verschiedenste Arten und Weisen aus jeder Position in allen Achsen fort. Damit differenziere ich die Gestaltung der Fortbewegungsaktivitäten meines Lebens immer weiter.

Um das Leben in seiner ganzen Fülle zu genießen, verfeinere und entwickle ich lebenslang meine Fortbewegungsfähigkeiten, indem ich mich in unterschiedlichsten Umgebungen und in vielen verschiedenen Positionen bewege: Sport, Tanz, Freizeitaktivitäten, Reisen; alles Beispiele für gesteigerte Fortbewegungsfähigkeit.

6. Konzept: Umgebung

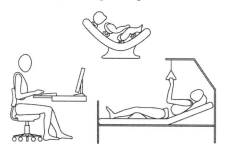

Die Umgebung ist der Prozess, mit dem ich Gegenstände in meinem Umfeld nutze, um meine Lebensaktivitäten zu gestalten. Zu diesen Gegenständen gehören natürliche, künstliche sowie andere Lebewesen, mit denen ich mein Leben durchführe (Abb. 16).

Gestalten der Umgebung

Das Gestalten der Umgebung umfasst die gegenständlichen Bedingungen um mich herum, die für meine Aktivitäten von Bedeutung sind.

In dieser Hinsicht ist die Aktivität, die vor sich geht und beobachtet wird, ein essentielles Element für jede Definition einer aktuellen Umgebung. Wenn ich sitze, dann sind die Eigenschaften des Stuhls und des Bodens, auf dem der Stuhl steht, integral für mein Sitzen.

Die Art und Weise, wie ich diese Eigenschaften nutze, um mein Sitzen zu vollbringen, ist die Bedeutung des Konzeptes Umgebung im MH Kinaesthetics-Konzeptsystem. Die Eigenschaften des Umfeldes beeinflussen alle Aspekte der Bewegung jeder Aktivität.

Die spezifische Natur der Umgebung wirkt auf jedes Sinnessystem und damit auf dessen Regulation der Bewegung. Sie beeinflusst die Zeit, den Raum und die Anstrengung jeder Bewegungssequenz in jeder Interaktion. Die Eigenschaften der Muskeln und Knochen, der Massen und Zwischenräume werden durch das Umfeld ebenso modifiziert wie die Bewegung der Haltungs- und Transportbewegungsebenen meines Körpers. Und schließlich sind auch meine Zug- und Druckanstrengungen durch die Eigenschaften des Umfeldes beeinflusst, in dem ich mich bewege, um meine Aktivitäten durchzuführen.

Die Umgebung ist das Konzept, das alle anderen MH Kinaesthetics-Bewegungskonzepte zusammenbringt. Es schließt den Kreis. Durch die überlegte Organisation der verschiedenen anpassbaren Elemente der Umgebung, in der die Bewegung ausgeführt wird, ist es möglich jede Aktivität wirkungsvoller zu gestalten, unabhängig davon, wie eingeschränkt der Zustand ist, in dem sich ein Mensch befindet.

9.8 Grundlagen der Verhaltenskybernetik

Verhaltenskybernetik beschäftigt sich überwiegend mit der Kontrolle und der Kommunikation lebender Systeme[98]. In zahlreichen Studien konnte gezeigt werden, dass der Bewegung und somit dem motorischen System des Menschen wesentliche Bedeutung sowohl für die Kontrolle des individuellen und kollektiven Verhaltens als auch für die Effektivität der Kommunikation zukommt[99,100,101,102,103,104,105,106].

So konnte an Neugeborenen demonstriert werden, dass ihre Fähigkeit visuellen Reizen zu folgen die Steuerung und Synchronisation

---

98   Wiener N (1948) Cybernetics. New York: Wiley.
99   Wiener N (1960) Same moral and technical consequences of automation. Science, 131, 1355 - 1358.
100 Wiener N (1948) Cybernetics. New York: Wiley.
101 Smith KU, Smith TJ (1968) Educational Feedback Designs: New Horizons in Developmental and Learning Research. Chicago: Harper Junior College.
102 Smith KU, Schremser R, Putz V (1971) Binocular saccadic time differences in reading Journal of Applied Psychology, 55, 251 - 258.
103 Powers WT (1973a) Feedback: beyond behaviorism. Science 179, 351 - 356.
104 Smith K.U (1965a) Behavior Organization and Work. Madison, WI: College Printing.
105 Smith K.U (1972b) Social tracking in the development of educational visual skills. American Journal of Optometry and Archives of American Academy of Optometry, 49: 50-59. 20.
106 Smith KU (1945) Behavioral Systems Analysis of Aircraft Gun Systems. Special Report. Washington, D.C.: U.S. Air Force Air Materials Command.

9. Die Entwicklung der MH Kinaesthetics und Wissenschaft

von Augen- und Körperbewegung mit dem Ziel bewirkt, alle anderen Komponenten des motorischen Systems auf diesen Wechsel hin zu adaptieren[107]. Damit war der Beweis für die komplexe funktionale Beziehung zwischen motorischen und sensorischen Systemen erbracht, nämlich dass für die Entwicklung von Fähigkeiten in einem dieser Systeme Lernen auf beiden Bereichen erforderlich ist[108,109,110].

Im Weiteren beschäftigte sich die Verhaltenskybernetik mit der Frage, wie die ständige Fehlerkorrektur des Verhaltens oder der Bewegung erfolgt und wie man dadurch lernt[111]. Man fand dabei heraus, dass die sensorischen Systeme eines sich bewegenden Individuums die Auswirkungen dieser Bewegung sofort registrieren und einordnen. Diese Auswirkungen rufen eine unmittelbare Bewegungsänderung des Individuums hervor, sodass ein fortwährendes zirkuläres Muster der motor-sensorischen Anpassung entsteht.

Diese Beschreibung des Lerngeschehens kann auf Menschen jeden Alters und auf jede Lernsituation übertragen werden. Es ist die Grundlage des kybernetischen Modells der menschlichen Funktion und beschreibt den Menschen als ein sich selbst kontrollierendes und sich selbst entwickelndes Rückkopplungssystem[112,113,114]. Dieses Modell zeigt aber auch, dass jedes individuelle Verhalten des Menschen durch ihn selbst bewirkt wird. Die sensorischen Systeme des Menschen nehmen die Informationen einer Aktivität auf und setzen diese zur Regulierung des nächsten Schrittes ein. Bewegung hat für diesen

---

107 Smith KU, Warkentin, J (1939) The central neural organization of optic functions related to minimum visible acuity. Journal of Genetic Psychology, 55, 177 - 195.
108 Warkentin J, Smith K.U 1937) The development of visual acuity in the cat. Journal of Genetic Psychology, 50, 371 - 399.
109 Smith KU, Kappauf WI, Bojar S (1940) The functions of the visual cortex in optic nystagmus at different velocities of movement in the visual field. Journal of General Psychology, 22, 341 - 357.
110 Smith KU, Bridgman M (1943) The neural mechanisms of movement vision and optic nystagmus. Journal of Experimental Psychology, 33, 165 - 187.
111 Smith KU (1945) Behavioral Systems Analysis of Aircraft Gun Systems. Special Report. Washington, D.C.: U.S. Air Force Air Materials Command.
112 Powers WT (1973a) Feedback: beyond behaviorism. Science 179, 351 - 356.
113 Smith KU(1972b) Social tracking in the development of educational visual skills. American Journal of Optometry and Archives of American Academy of Optometry, 49: 50-59. 20.
114 Wiener N (1948) Cybernetics. New York: Wiley.

Prozess somit eine grundlegende Bedeutung. Die Funktion jedes sensorischen Systems ist abhängig von der Fähigkeit auf visuelle, auditive, gustatorische, olfaktorische, taktile und kinästhetische Reize Bewegungsmuster zu erzeugen, diesen zu folgen und zu interpretieren.

Jeder Mensch verursacht sein eigenes Verhalten selbst. Kranke, desorientierte und verletzte Menschen neigen zu einer dramatischen Verminderung der Perzeption sensorischer Reize. Je besser die Pflegenden diesen Patienten dahingehend unterstützen können, umso grösser wird dessen Fähigkeit sein, das eigene Verhalten gesundheitsfördernd zu kontrollieren, zu entwickeln und einzusetzen.

9.8.1 Motor-sensorische Regulierung des Verhaltens

Die Erforschung der motor-sensorischen Regulation des Verhaltens verwendet experimentelle, optische, elektronische, elektromechanische, fernseh- und computerunterstützte Methoden, um die integrative Funktion der motor-sensorischen Systeme als rückkopplungsgesteuerte Prozesse zu untersuchen[115]. Es ist für derartige Studien typisch, dass Versuchspersonen Aufgaben ausführen und gleichzeitig eine räumlich verschobene und zeitlich verzögerte Rückkopplung erhalten. Bewegungslernen und Bewegungskontrolle unter verzögerter oder räumlich verschobener Rückkopplung wurde mit dem Lernen unter sofortiger sensorischer Rückkopplung verglichen. Auf diese Weise war es möglich, viele der motor- sensorischen Beziehungen zwischen Bewegungsfähigkeit und Lernfähigkeit zu bestimmen.

Untersuchungen zur motor-sensorischen Regulation[116,117,118,119] konnten die komplexe Beziehung zwischen den motorischen und den verschiedenen sensorischen Aspekten der menschlichen Funktion

---

115 Smith KU (1972b) Social tracking in the development of educational visual skills. American Journal of Optometry and Archives of American Academy of Optometry, 49: 50-59. 20.
116 Gould J, Smith KU (1963) Angular displacement of visual feedback in motion and learning. Perceptual and Motor Skills, 17, 699 - 710.
117 Smith KU, Putz V, Molitor K (1969a) Eye movement-retina delayed feedback. Science, 166, 1542 - 1544.
118 Smith KU, Henry JP, 1967) Cybernetic foundations for rehabilitation. American Journal of Physical Medicine, 46(1): 379-467.
119 Smith KU, Ansell, S (1965) Closed-loop digital computer system for study of sensory feedback effects of brain rhythms. American Journal of Physical Medicine, 44(3), 125 - 137.

9. Die Entwicklung der MH Kinaesthetics und Wissenschaft

aufzeigen. Sie verdeutlichen, dass Menschen, ungeachtet ihres Alters, in der Lage sind, Veränderungen, die sie selbst oder andere Personen betreffen, zu folgen und sich anzupassen, sofern eine unmittelbare Rückkopplung gegeben ist. Erfolgt die Rückkopplung jedoch verzögert, ist die Kontrolle der Bewegung problematisch; die Ausführung der Aktivität bricht zusammen und Lernen ist unmöglich, sogar bei wiederholtem Üben.

Untersucht man die Beziehung zwischen Vorstellungsvermögen und motorischer Aktivität durch Einsatz eines fernsehunterstützten Verfahrens[120], dann zeigt sich, dass die visuelle Rückkopplung der motorischen Handlungsausführung (Nachzeichnen eines Labyrinths) im Vergleich zu einer taktilen Rückkopplung der Versuchsperson die ständige Korrektur der Fehler in der Bewegung ermöglicht. Beim Fehlen des fernsehunterstützten Verfahrens hingegen (Freihandzeichnen von Kreisen) erhält die ständige Korrektur der Fehler nur eine visuelle Rückkopplung der Handlungsausführung, so dass sie sich Bewegungsfehlern nicht anpassen und deshalb die Handlungsausführung nicht verbessern konnte.

Untersucht man die Bewegungsfähigkeiten von Versuchspersonen beim Nachzeichnen bei verzögerter und sofortiger Rückkopplung[121], so erkennt man, dass eine dynamische Rückkopplung, bei der die Versuchspersonen eine ununterbrochene visuelle Rückkopplung der Auswirkungen der Bewegung erhielten, das effektivste Mittel zur Verbesserung einer Handlungsausführung und zum Lernen ist; eine statisch operationale Rückkopplung, bei der die Versuchspersonen ein unbewegtes Bild von der Auswirkung der Bewegung gezeigt bekommen, ist eine unterlegene Lernmethode.

Auch in anderen Bereichen der motor-sensorischen Funktion des Menschen kann die komplexe Beziehung zwischen Atmung und Bewegungssystemen gezeigt werden[122]. Zwei Versuchsgruppen wurden in Bezug auf ihre Fähigkeit zur Koordination von Atmung und Bewegung unter verschiedenen Bedingungen verglichen. Die Versuchspersonen der ersten Gruppe folgten mit ihrem Körper dem eigenen

---

120 Gould,J, Smith KU (1963) Angular displacement of visual feedback in motion and learning. Perceptual and Motor Skills, 17, 699 - 710.
121 Smith KU, Ansell S (1965) Closed-loop digital computer system for study of sensory feedback effects of brain rhythms. American Journal of Physical Medicine, 44(3), 125 - 137.
122 Smith KU, Smith TJ (1968). Educational Feedback Designs: New Horizons in Developmental and Learning Research. Chicago: Harper Junior College.

Atemmuster, das als Sinuswellen auf einem Oszillographen dargestellt wurde. Diese Personen konnten ihre Atmung regulieren, indem sie dem visuellen Bild ihres Atemmusters mit taktilem Kontakt folgten. Die Versuchspersonen der zweiten Gruppe folgten mit ihrem Körper einem maschinell erzeugten Atemmuster, das ihnen ebenfalls über einen Oszillographen aufgezeigt wurde. Das Atemmuster war nicht ihr eigenes. Unter diesen Konditionen waren sie nicht in der Lage, ihre Atmung zu regulieren. Diese Ergebnisse veranschaulichen die komplexe Beziehung zwischen Atmung und Bewegung. Zusätzlich fand man heraus, dass Lernen mit körperverbundener Rückkopplung (sensorische Effekte leiten die Anpassungsbewegung innerhalb eines zirkulären Prozesses) im Vergleich jenen Lernsituationen überlegen ist, in denen die Versuchsperson einem Reizmuster folgen, das von außen kommt und sich Fehlern nicht anpasst.

Ein weiterer Themenkreis der Verhaltenskybernetik widmete sich der „Interaktion zwischen den Bewegungssystemen und der sich ausdrückenden Bewegung". Unter Verwendung von Haltungsplattformen, die jede Veränderung der Bewegung oder der Bewegungsrichtung der darauf stehenden Person evaluieren, konnten vergleichende Messungen von Transport- und Haltungsbewegung, die für die Koordination von bilateraler, aufwärts- und abwärtsgehender sowie vorwärts- und rückwärtsgehender Körperbewegung verantwortlich sind, durchgeführt werden. Die Versuchspersonen zeichneten dabei unter verschiedenen Bedingungen (Varianten der visuellen, auditiven, kinästhetischen oder taktilen Information) Buchstaben und Muster. Dabei wurde die Anpassung ihrer Haltungsbewegung, die sie beim Zeichnen verschiedener Muster unter unterschiedlichen Bedingungen durchführen, durch die Messapparatur aufgezeichnet. Die Ergebnisse zeigen, dass die Haltungsbewegung und ihre sensorischen Kanäle als kontrollierender Rückkopplungsmechanismus reguliert werden.

Untersuchungen zur Komplexität der Beziehung zwischen Berührung und Bewegung ergab, dass Berührung das effektivste Mittel ist, um genaues Folgen und einen gleichzeitig-gemeinsam Austausch zwischen Individuen zu gewährleisten[123,124] da der

---

123 Smith KU (1971) Real Time Computer Analysis of Body Motion: Systems Feedback Analysis and Techniques in Rehabilitation. Washington, D.C.: Social and Rehabilitation Administration Report.
124 Meyer FJ (1983) The dynamics of man's evolution. In: Calhoun JB (ed). Environment and Population: Problems of Adaptation. New York: Praeger, 142 - 144.

9. Die Entwicklung der MH Kinaesthetics und Wissenschaft

Transfer und die Interpretation der Information, die über das taktile System vermittelt werden, wesentlich schneller als über jedes andere exterozeptive System. Dies ist der Grund, dass sensorische Systeme, wie das visuelle und auditive System, deren Verarbeitungszeit länger ist, für die Bewegungskontrolle weniger effektiv sind.

Untersucht man die Auswirkungen einer verzögerten taktilen Rückkopplung durch das Produzieren einer Übermittlungsverzögerung zwischen Finger- und Daumenbewegungen und vibro-taktiler Reibung der gleichen Finger, so zeigt sich, dass jede Verzögerung zunehmende ernste Beeinträchtigungen verursacht, die Bewegung von Finger und Daumen zu koordinieren[125].

Ähnliches gilt für die Exaktheit und Synchronisation von Bewegungen: die Genauigkeit und Synchronisation der Bewegung zwischen den Versuchspersonen mit Berührungskontakt war gegenüber den Personen, die nur durch Sehen die Hand des andern verfolgten, wesentlich überlegen[126].

All diese Ergebnisse haben eine wesentliche und nicht zu unterschätzende Bedeutung für die pflegerische und therapeutische Arbeit mit Menschen. Obwohl Patienten vielleicht schmecken, riechen, sehen, hören und reden können, sind sie oft nicht in der Lage, ihre muskulären Anstrengungen so zu organisieren, dass die die empfangenen Reize aufnehmen und entsprechend handeln können. Trotzdem können Patienten, wie alle Personen, mittels taktilen Kontakten den Bewegungsmustern einer anderen Person innerhalb längerer Perioden und mit größerer Genauigkeit folgen, als wenn sie visuellen oder auditiven Mustern folgen müssen[127,128]. Durch diese Ergebnisse wird Pflegenden vorgeschlagen, dass sie den Kontakt / die Beziehung zu ihren Patienten durch Berührung und Bewegung aufnehmen können, sogar wenn es keine anderen Möglichkeiten zur Kommunikation gibt. Außer-

---

125 Smith KU (1971) Real Time Computer Analysis of Body Motion: Systems Feedback Analysis and Techniques in Rehabilitation. Washington, D.C.: Social and Rehabilitation Administration Report.
126 Meyer FJ (1983) The dynamics of man's evolution. In: Calhoun JB (ed). Environment and Population: Problems of Adaptation. New York: Praeger, 142 - 144.
127 Smith, KU (1971) Real Time Computer Analysis of Body Motion: Systems Feedback Analysis and Techniques in Rehabilitation. Washington, D.C.: Social and Rehabilitation Administration Report.
128 Meyer FJ (1983) The dynamics of man's evolution. In: Calhoun JB (ed). Environment and Population: Problems of Adaptation. New York: Praeger, 142 - 144.

dem können Pflegende durch die Interaktion mit dem Patienten, die durch Berührung und Bewegung entsteht, die methodische Entwicklung von verloren gegangenen sensorischen Funktionen erleichtern.

9.8.2 Untersuchungen zum Social Tracking

Die Überlegung, Pflegenden die Handlungsfähigkeit zur Interaktion durch Berührung und Bewegung zu vermitteln, basiert auf den Studien zum Social Tracking[129,130]. Die Hypothese des Konzepts Social Trackings unterstellt, dass zwei oder mehrere interagierende Personen durch einen geschlossenen motor-sensorischen Kreislauf verbunden sind, wodurch jeder Einzelne gegenseitig den sensorischen Input des Anderen ausführt. Mit anderen Worten: während einer Interaktion folgen einander Menschen jeden Alters in großem Ausmaß und kommunizieren durch die Synchronisation ihrer Bewegung.

Eines der ersten Experimente zum Testen der Kontrolle durch Rückkopplung beim Social Tracking[131] beschäftigte sich mit dem Nachzeichnen eines visuellen Labyrinthmusters, während unwissentlich die parallele, aber verzögerte Bewegung einer anderen Person auf einem Fernsehmonitor gesehen wurde. Die Ergebnisse verdeutlichen, dass soziales Lernen begrenzt ist, wenn 1. die Rückkopplung verzögert ist und 2. die Interaktion ohne gegenseitige Kontrolle abläuft, durch die jede Person zur gesamten Handlungsausführung beiträgt.

Lerngeschehen kann unter drei Bedingungen bewertet werden[132]: a) der Lehrer beobachtete als einzige Handlung, was der Schüler macht, ohne seine Information zu gebrauchen; b) der Lehrer erhält keine Hinweise von dem, was der Schüler macht, c) der Lehrer beobachtet die Handlung des Schülers und versucht, Hilfe durch die Anpassung seiner Bewegung zu geben, um den Schüler bei Reduzie-

---

129 Smith KU (1972a) Cybernetic psychology. In: Singer RN (ed) The Psychomotor Domain. New York: Lea and Febiger, 285348.
130 Ting T, Smith M, Smith KU (1972) Social feedback factors in rehabilitative processes and learning. American Journal of Physical Medicine, 51(2), 86 - 101.
131 Smith KU, Ansell S (1965) Closed-loop digital computer system for study of sensory feedback effects of brain rhythms. American Journal of Physical Medicine, 44(3), 125 - 137.
132 Ting T, Smith M, Smith KU (1972) Social feedback factors in rehabilitative processes and learning. American Journal of Physical Medicine, 51(2), 86 - 101.

rung von Fehlern beim Folgen zu unterstützen. Dabei zeigt sich, dass Lernen am effektivsten war, sobald der Lehrer seine Bewegung durchgehend in der Weise anpasst, dass dem Schüler ein exaktes Folgen möglich gemacht wird. Durch den einfachen Vergleich der Auswirkungen des Folgens durch die verschiedenen sensorischen Mittel erkannte man außerdem, dass dies durch Berührung effektiver ist, als durch alle anderen sensorischen Mittel. Es war nicht nur die Zeitfolge der Bewegung während des Nachfolgens genauer, sondern auch die Bewegung im Raum und der benötigte Kraftaufwand war exakter, wenn die Versuchspersonen durch Berührung verbunden waren.

Diese Studien unterstützen die Idee, dass Kommunikation durch Bewegung zwischen Pflegenden und Patienten hauptsächlich durch die gegenseitig aufeinander bezogene Bewegung und den sensorische Input bestimmt ist. Während der Interaktion durch Berührung werden die motorischen und sensorischen Systeme der Pflegenden und der Patienten derartig eng zusammengeschlossen, dass jeweils die eine Person der anderen aktiv folgt und sich ihr anpasst. In dieser Weise erwirbt der Patient funktionale Fähigkeiten über die Bewegungsmöglichkeiten der Systeme, so wie die Pflegenden es verstehen und ausüben. Bei dieser Betrachtungsweise ist die Bewegungsfähigkeit der Pflegenden ihre hauptsächliche Ressource zur Unterstützung der Gesundheitsentwicklung des Patienten.

Während der Interaktion synchronisieren Patienten und Pflegende ihr Verhalten. In frühen Forschungsarbeiten über die Synchronisation von Verhalten konnte mittels Filmanalysen festgehalten werden, dass die an einer Interaktion beteiligten Individuen die Bewegung miteinander ergänzten, spiegelten oder anglichen. Diese Beobachtungen verdeutlichten, dass es eine logische Synchronisation von Bewegungsmustern im interpersonellen Austausch gibt, die die Grundlage für das Verstehen von nonverbaler und verbaler Kommunikation vermittelt[133].

Was den meisten Forschungsarbeiten über Synchronisation fehlt, ist das Verstehen der motor-sensorischen Grundlagen des synchronisierten Verhaltens[134]. Die Arbeit von Smith (1971b) zeigt verschiedene

---

133 Smith KU (1971b) Real Time Computer Analysis of Body Motion: Systems Feedback Analysis and Techniques in Rehabilitation. Washington, D.C.: Social and Rehabilitation Administration Report.
134 Smith KU (1971a) Experimental systems analysis of delayed steering feedback. In: Asmussen IE (ed) Symposium on Psychological Aspects of Driver Behavior, Volume 1, Driver Behavior, Section I.2. Voorburg, The Netherlands: Institute for Road Safety Research, 1 - 20.

9.8 Grundlagen der Verhaltenskybernetik

Möglichkeiten des Einverständnisses oder der Synchronisation zwischen interagierenden Individuen auf. Es ist möglich, dass die Anpassung hauptsächlich von einer Person aufgebracht wird, und die Interaktion trotzdem synchronisiert ist.

Wir gehen davon aus, dass die Art und Weise der Pflegenden, sich den Patienten anzupassen, das Ausmaß des Lerngeschehens beeinflusst. Müssen die Patienten den größten Teil der Anpassung aufbringen, wird das Lerngeschehen einseitig und durch das Bewegungsrepertoire der dominierenden Pflegenden begrenzt sein. Tragen Pflegende und Patienten gegenseitig aufeinander bezogen zur Interaktion bei, indem sie sich durchgehend begleiten und sich gegenseitig an die Bewegungsbotschaften des andern anpassen, werden beide neue und vorher nicht erfahrene Muster der Antwort und der Anpassung erlernen. Durch derartige Prozesse verbreitern beide, Pflegende und Patienten, die eigene Bewegungs- und Interaktionsfähigkeit.

9.8.3 Die Fähigkeit des Kindes im Social-Tracking

Patienten, die aus irgendeinem Grund an dem Verlust von Bewegungsfertigkeiten leiden, haben vieles mit kleinen Kindern gemein. Das grundlegende Anliegen dieser Patienten ist das Erlernen von neuen Bewegungsfertigkeiten. Studien, die sich mit der Entwicklung kindlicher Fähigkeiten zu Social Tracking beschäftigen, vermitteln wertvolle Erkenntnisse, wie Bewegungsfertigkeiten von Menschen, unabhängig von Lebensalter und Bewegungsbeeinträchtigung, erlernt werden können. Sie verdeutlichen, dass die kindlicher Bewegungsentwicklung durch die gleichzeitig gemeinsam geführte taktile Interaktion zwischen Kind und Bezugsperson optimiert werden kann[135,136,137,138].
Diese Untersuchungen unterstützen die These, dass gleichzeitig-

---

135 Smith KU, Ansell S (1965) Closed-loop digital computer system for study of sensory feedback effects of brain rhythms. American Journal of Physical Medicine, 44(3), 125 - 137.
136 Smith KU (1972a) Cybernetic psychology. In: Singer RN (ed.) The Psychomotor Domain. New York: Lea and Febiger, 285348.
137 Smith KU, Smith MF (1973) Psychology. An Introduction to Behavior Science Boston. Little, Brown.
138 Smith KU, Zwerg C, Smith NJ (1963) Sensory-feedback analysis of infant control of the behavioral environment. Perceptual and Motor Skills, 16(3), 725-7.

9. Die Entwicklung der MH Kinaesthetics und Wissenschaft

gemeinsame oder simultan bestimmte Interaktionen grundlegender sind, und vor der Fähigkeit erlernt werden, an schrittweisen Austauschformen teilzunehmen. Die Fähigkeit von kleinen Kindern, dynamischen Mustern zu folgen geht der visuellen und manuellen Erkennung von statisch-visuellen Mustern voraus. Die Genauigkeit der Ausführung entwickelt sich zunehmend im Alter zwischen zwei und zehn Jahren[139].

Weitere Untersuchungen verdeutlichen auch, dass gleichzeitig gemeinsames Folgen durch Berührung den Fähigkeiten vorausgeht, sowohl Personen oder Objekten visuell zu folgen, als auch ein statisches Muster durch Betrachtung zu übertragen. Ein Kind muss über Jahre derartige Muster in grob- und feinmotorischen Bewegungen der Körperteile und des ganzen Körpers erfahren, bevor es diese Muster erkennen und sie als symbolische oder abstrakte Form übertragen kann[140].

Man geht davon aus, dass Patienten mit eingeschränkter oder verlorener Mobilität aus einem auf Berührung und Bewegung basierenden Austausch mit Pflegenden große Vorteile ziehen können. Ein derartiger Austausch kann die Grundlage für die Entwicklung anderer sensorischer Fähigkeiten sein. Smith[141] schloss aus experimentellen Untersuchungen von „Fingertanz"-Interaktionen, die mit ein- und dreijährigen Kindern ausgeführt wurden, dass taktiles Folgen an der Entwicklung einer fortlaufend kontrollierten Bewegung beteiligt ist. Die Beobachtungen zeigten folgendes: Ein Kind mit verbundenen Augen konnte der Bewegung einer anderen Person mit Genauigkeit folgen, solange die Berührung an den Fingern aufrecht erhalten blieb. Das gleiche wurde beim Kontakt mit beiden Händen beobachtet. Die Augenbinde wurde entfernt und das Kind angewiesen, mit einer Hand der Handbewegung der andern Person visuell und ohne Berührung zu folgen. Dies war sehr schwierig. Sollte das Kind visuell mit beiden Händen beiden Händen der andern Person folgen, war dies unmöglich.

---

139 Smith KU, Ansell S (1965) Closed-loop digital computer system for study of sensory feedback effects of brain rhythms. American Journal of Physical Medicine, 44(3), 125 - 137.
140 Smith KU, Smith MF (1973) Psychology. An Introduction to Behavior Science Boston. Little, Brown.
141 Smith KU, Smith MF (1973) Psychology. An Introduction to Behavior Science Boston. Little, Brown.

9.8.4 Theorie und Konzepte

In den letzten vier Jahrzehnten konnte sich die kybernetische Grundlage der internen Organisation und Funktion auf allen hierarchischen Stufen fest etablieren: z.B. auf molekularer, zellulärer, physiologischer, histologischer, organischer und entwicklungsbezogener Ebene[142]. Die Verhaltenskybernetik hat sich mit der Ausweitung dieser Ergebnisse auf das Verhalten beschäftigt und erfolgreich ausführliche, experimentelle Beweise dafür geliefert, dass Verhalten sowohl auf Feedback-Basis kontrolliert als auch integriert wird. Daraus kann die Schlussfolgerung gezogen werden, dass das motorische System durch eine Reihe von präzise charakterisierten Feedback-Kontrollmechanismen sämtliche Erscheinungen von sowohl verhaltensbezogenen als auch physiologischen Funktionen organisiert und integriert. Eine generellere Aussage dieser Sichtweise besagt, dass Handlung, Verhalten, biologische Funktionen und Strukturen im allgemeinen durch diese in sich geschlossenen Kontrollmechanismen integriert werden und dass das Leben selbst in Bezug auf diese Integration definiert wird. Der Bereich der Verhaltenskybernetik basiert auf den folgenden Grundkonzepten.

9.8.5 Selbstregulation

Die Verhaltenskybernetik widmet sich dem Verständnis und Studium der selbstregulatorischen Eigenschaften von menschlichen und tierischen Verhaltensweisen und Funktionen. Dieses Grundkonzept geht davon aus, dass der lebende und reagierende Organismus ein einheitliches, selbstkontrolliertes Feedback-System auf sämtlichen hierarchischen Stufen der Organisation und Entwicklung darstellt (Eizelle, Embryo, Fötus, Säugling, Kind, Jugendlicher, Erwachsener, älterer Mensch, dazu gehören auch alle in irgendeiner Form beeinträchtigten Personen). Dies bedeutet, dass die Prinzipien der Reiz- oder Umgebungsbestimmung von Verhalten, welche Kennzeichen der konventionellen Psychologie und Verhaltenswissenschaft sind, in der Verhaltenskybernetik zugunsten der Prinzipien der Selbstregulation und

---

142 Adolph EF (1982) Physiological integrations in action. The Physiologist, 25(2) Supplement: 1 - 67.

9. Die Entwicklung der MH Kinaesthetics und Wissenschaft

Selbstintegration von Verhalten verworfen wurden. Im verhaltenskybernetischen Ansatz stellt die menschliche Entwicklung einen Prozess dar, bei dem sich die Selbstregulation über die Umgebung und die internen vitalen Funktionen sowie über ein Anpassungsverhalten hinaus ausdehnt und verbessert[143].

9.8.6 Verhaltensphysiologische Integration

Das äußerliche Verhalten sowie interne physiologische Prozesse werden kontinuierlich durch Feedback integriert, um die Effizienz des Energiemetabolismus im Körper zu kontrollieren. Diese Integration molekularer, zellulärer, physiologischer, organischer und neuraler Mechanismen wird mit den motorischen Aktivitäten durch verschiedene Strukturen kooperativer Interaktionen der somatischen Muskulatur vermittelt, etwa die reziproke Innervierung der paarig angelegten agonistischen und antagonistischen Muskeln, bilaterale Interaktionen, die Interaktion von Haltungs-, Transport- und Manipulationsbewegungen sowie die motorisch-rezeptorischen Interaktionen. Da dies auch im Zusammenhang mit der jeweiligen Streckung oder Verkürzung der wichtigsten aktiven Muskeln bei verschiedenen aufgabenspezifischen motorischen Fähigkeiten steht, bestimmen diese Strukturen der motorischen Koordination und Interaktion die Effektivität der Energieregulation bei einer menschlichen Leistung. Da das Ausmaß und die Strukturen des Energiemetabolismus in den somatischen Muskelzellen mit der Kontrolle des Sauerstofftransports sowie des Kohlehydrat-, Fett- und Eiweißmetabolismus und der damit im Zusammenhang stehenden neurohormonalen Mechanismen über die kardiorespiratorischen, gastrointestinalen, hepatischen, renalen, endokrinen und zentralnervösen Systeme durch Feedback verbunden sind, reguliert die motorische Systemfunktion über dieses Feedback hinaus auch den organischen Metabolismus sowie die viszerale Integration. Das homöokinetische Prinzip[144] geht davon aus, dass die Kontrolle der verhaltensphysiologischen Integration auf allen Stufen ein aktiver, motorisch begründeter Prozess ist.

---

143 Smith KU (1987a) Behavioral-Physiological Foundation of Human Development. Burnaby, British Columbia: Simon Fraser University Centre for Distance Education.
144 Smith KU, Smith, MF (1966) Cybernetic Principles of Learning and Educational Design. New York: Holt, Rinehart and Winston.

9.8.7 Feedback-Prinzipien der Bewegungsintegration

Wie oben festgestellt sind die Bewegungen und verhaltensphysiologischen Interaktionen sowohl auf der Grundlage des Feedbacks kontrolliert als auch integriert. Zu den Verhaltensmechanismen gehören das Körperbewegungs-Tracking und -Steuerung. Ein Bewegungsmechanismus sendet ein sensorisches und/oder neurales Signal, welches durch die rezeptorischen / afferent-neuralen Prozesse eines zweiten Bewegungsmechanismus erkannt wird; dieser kontrolliert seinerseits den Input als Feedback und sendet ein neues sensorisches/neurales Signal, welches wiederum durch den ersten Bewegungsmechanismus und seine rezeptorischen / afferent-neuralen Detektoren wahrgenommen werden kann. Diese reziproken Körperbewegungs-Trackingmechanismen und ihre Rolle bei der Regulierung eines effektiven Energiemetabolismus sowie bei der grundlegenden Integration von Leistung und Entwicklung definieren die Effektivität der Organisation und der Anpassung durch den Organismus.

9.8.7.1 Feedback-Kontrolle der Umgebung

Die verhaltensbezogene Umgebung ist ein vom Menschen geschaffenes Universum von Situationen, Objekten, Reizen und Menschen, das sich nach und nach durch einen evolutionären Feedback-Prozess zusammen mit der Veranlagung des Menschen und seinem Verhalten entwickelt hat. Der einzelne Mensch ist sowohl Produkt als auch aktiver Gestalter der kontinuierlichen Evolution einer künstlich geschaffenen Umgebung sowie von menschlichen Bedingungen. Diese Feedback-Interaktion tritt auf allen Handlungs- und Entwicklungsstufen auf – sei es motorisch, wahrnehmungsorientiert, kognitiv, motivationsbezogen oder physiologisch – und vermittelt alle Einflüsse, welche die Umgebung und die Genexpression auf die Entwicklung und Verhaltensanpassung haben. Etwas spezifischer ausgedrückt kontrollieren wir aktiv und kontinuierlich alle Facetten und Strukturen der Umgebungsstimulation und dadurch die Kontrollwahrnehmung. Unsere Kontrolle dehnt sich des Weiteren in aktiver und kontinuierlicher Weise auf sämtliche Aspekte der internen Umgebung aus, etwa Körpertemperatur, pH- Wert, Elektrolytspiegel, Zusammensetzung und Verteilung von intra- und extrazellulären Flüssigkeiten etc. Durch unser motorisches Verhalten prüfen wir auf aktiver und kontinuierlicher

9. Die Entwicklung der MH Kinaesthetics und Wissenschaft

Grundlage unsere Interaktionen mit anderen Menschen und mit den Objekten und Bedingungen der Umgebung. Als Produkt einer solchen Prüfung kontrollieren wir mit Hilfe von Kommunikation, Architektur, Transport, Energie, Kleidung und anderen Technologien aktiv und kontinuierlich die Kräfte der Natur, soweit sie uns betreffen. Mit Ausnahme der Technologie gelten die gleichen Aussagen im Allgemeinen für alle lebenden Organismen. Sowohl die phylogenetische als auch die ontogenetische Differenzierung spiegelt die Diversität und graduelle Abstufung der umgebungsbezogenen Kontrollmechanismen und -kompetenzen wider. In verhaltenskybernetischen Begriffen formuliert, basiert das Leben selbst auf der Feedback- Kontrolle der Umgebung. Ist eine solche Kontrolle gefährdet, ist das Leben bedroht und hört letztendlich sogar auf.

9.8.7.2 Motorische Kontrolle von Empfindung und Wahrnehmung

Ein zentraler Lehrsatz der Verhaltenskybernetik ist die Aktionstheorie der Wahrnehmung – diese besagt, dass die Wahrnehmung ein aktiver dynamischer Prozess ist, der die Integration zwischen verschiedenen rezeptorischen Bewegungsmechanismen sowie zwischen rezeptorischen Bewegungsmechanismen und Körperbewegungen beinhaltet. Wie andere Formen von dynamischem Verhalten sind auch Empfindung und Wahrnehmung aktive motorische Verhaltensprozesse, nicht nur einfach rezeptorisch / neurale Mechanismen, die durch externe Reize entstehen. Diese Sichtweise geht davon aus, dass die Wahrnehmung auf einer integrierten Reihe von selbstregulierten, motorisch koordinierten Mechanismen beruht, welche durch Feedback die rezeptorischen Prozesse, die Umgebungsstimulation und in der Folge auch die Wahrnehmungsaktivität im zentralen Nervensystem kontrolliert. Verschiedene Formen und Strukturen der Bewegungsintegration zwischen rezeptorisch-motorischen Mechanismen sowie zwischen rezeptorisch-motorischen Aktivitäten und Körperbewegungen vermitteln eine Kontrolle des Bildes auf der Netzhaut sowie durch auditive cochleare Rezeptoren, verschiedene Hautrezeptoren und propriozeptive / kinästhetische Rezeptoren. Einige dieser motorisch-sensorischen und motorisch wahrnehmungsbezogenen integrativen Prozesse, insbesondere solche, die Augenbewegungen, Kopfbewegungen sowie Haltungs-, Transport- und Manipulationsbewegungen miteinander verbinden, gehören zu den präzisesten motorisch koordinierten Mechanismen des Körpers.

9.8.7.3 Kybernetische Theorie des Lernens und des Gedächtnisses

Die verhaltenskybernetische Interpretation besagt, dass Lernen und Gedächtnis sowohl auf umgebungsbezogenem als auch auf physiologischem Level feedback-kontrolliert sind und dass das Lernen als Folge der Verhaltenskontrolle eines sensorischen Feedbacks auftritt, das durch eine Umgebungsstimulation entstanden ist. Die neurogeometrische Hypothese[145,146] geht davon aus, dass Verbände von Detektorneuronen im zentralen Nervensystem nicht nur in Beziehung zur anatomischen Anordnung der Körpereffektoren und -rezeptoren (somatotopische Organisation) zellarchitektonisch organisiert sind, sondern auch in Bezug auf die räumliche Geometrie der Bewegung. Diese Neuronen sind auf die Unterscheidung der räumlichen und zeitlichen Qualitäten des sensorischen Feedbacks in Beziehung zu intra- und interrezeptorischen Aktivierungsstrukturen spezialisiert, die sowohl durch die selbstgeschaffene als auch durch die aus der Umgebung erfolgende Stimulation entstehen. Das motorische Verhalten, das Detektorneuronen durch dynamische sensorische Feedback-Effekte der integrierten Strukturen einer motorischen Aktivität auslösen, stellt die verhaltensbezogene Feedback Determinante des Lernens und des Gedächtnisses dar. Die übereinstimmenden physiologischen Feedback-Wirkungen der motorischen Aktivität – einschließlich organischer, metabolischer, neurohormonaler, interozeptiver und propriozeptiver Mechanismen – auf die Detektorsysteme des Gehirns entsprechen den physiologischen Feedback-Determinanten des Lernens und des Gedächtnisses. Sowohl verhaltensbezogene als auch physiologische Feedback-Einflüsse modulieren die Detektorenmerkmale der zentralen Neuronenverbände beim Erkennen der auftretenden sensorischen und physiologischen Auswirkungen einer motorisch-sensorischen Aktivität sowie bei der Kontrolle von Effektorenintegration

---

145 Smith TJ, Smith KU (1987a) Feedback-control mechanisms of human behavior. In: Salvendy G (ed) Handbook of Human Factors. New York: Wiley, 251 - 293.
146 Smith KU, Smith WM (1962) Perception and Motion: An Analysis of Space-Structured Behavior. Philadelphia: Saunders.

und -output, um eine solche Aktivität kontrollieren zu können. Als Ergebnis dieser Modulation erfolgt eine enge räumliche und zeitliche Konformität zwischen den selbstgeschaffenen Aktivierungsmustern der Detektorneuronen (durch Selbststimulation aus einer motorischen Aktivität) und den aus der Umgebung entstandenen Strukturen (durch Umgebungsstimulation). In der Folge wird die Genauigkeit des verhaltensbezogenen sowie des physiologischen Tracking (d.h. der Kontrolle) des umgebungsbezogenen sensorischen Feedbacks verbessert; eine Verbesserung, die sich im Verhalten als Kompetenzentwicklung und Lernprozess manifestiert. Vermutlich kann man das Kurzzeit- und das Langzeitgedächtnis in Bezug auf die Lage und Identität der neuronalen Verbände unterscheiden, welche während dieses assoziativen Prozesses ausgelöst werden. Aktuelle Informationen lassen darauf schließen, dass das Langzeitgedächtnis im Wesentlichen von der neuronalen Aktivierung in den subkortikalen Hirnregionen und im Kleinhirn abhängig ist.

Lernen und Gedächtnis stellen einen integralen Aspekt der Reife und der Genexpression des zentralen Nervensystems in der Fötus- und Säuglingsentwicklung sowie in der Kindheit, Jugend bis ins Erwachsenenalter dar. Wenn wichtige Phasen der Gehirn- und Verhaltensreife sowie der Genexpression auftreten, moduliert das Lernen die Verhaltensänderungen in Bezug auf bestimmte vom Menschen geschaffene Aspekte der Umgebung, darüber hinaus in Bezug auf bestimmte Strukturen der physiologischen Integration sowie der Energieregulierung des Körpers. Lernen und Gedächtnis sind somit im Hinblick darauf spezialisiert und individualisiert, wie der sich entwickelnde Mensch seine speziellen physiologischen Charakteristika sowie kennzeichnenden Umgebungsbedingungen und -beziehungen kontrolliert. Mit fortschreitender Entwicklung erlernt man spezifische Bewegungen und Wahrnehmungen auf eine Weise, dass spezielle Komponenten in größeren integrierten Organisationen von motorischen, wahrnehmungsorientierten und kognitiven Verhaltensweisen enthalten sind, typischerweise auf situationsbezogener Grundlage.

9.8.7.4 Soziale Feedback-Prinzipien

Das soziale Verhalten zeigt sich als interpersonale und gruppenorientierte Aktivität sowie als vom Menschen geschaffene institutionelle Organisation einer verhaltensbezogenen Umgebung. Soziale Organisation und Leistung sind, genauso wie individuelle Leistungen, allmählich entstanden und definieren sowohl die biosozialen als auch die biokulturellen (durch die Umgebung strukturiert und vom Menschen geschaffen) Aspekte des Verhaltens. Diese Entwicklung, wie die des Verhaltens und der Technologie, ist vorwiegend auf ergonomischer Grundlage in Relation sowohl zur Management- Organisation als auch zur Technologie der Arbeit entstanden. Soziale Verhaltensweisen sind als soziale Tracking- und Steuerungsprozesse Feedback-kontrolliert und Feedback-integriert. Die Bewegungen eines Menschen führen bei einem anderen zu einem sensorischen Input, welcher noch in der gleichen Sekunde bei seiner Feedback-Kontrolle dieses Inputs entsprechende Signale wieder an die erste Person zurücksendet etc. Das Social Tracking erweitert somit die Strukturen der integrierten koordinierten sensorischen Feedback-Kontrollmerkmale einer einzelnen Verhaltensweise. Entsprechend schaffen die Parameter, Modalitäten und Bedingungen der sozialen Integration dieser individuellen Verhaltensweisen eine große Bandbreite an spezialisierten Interaktionen, die unter anderem auch durch Alter, Geschlecht, Entwicklung und instrumentelle sowie umgebungsbezogene Fähigkeiten der Personen weiter diversifiziert werden können. Die Kommunikation stellt eine breitgefächerte Struktur des Feedbackkontrollierten interaktiven Tracking und der Steuerung zwischen Personen dar, sei es auf interpersonalem oder auf Gruppenlevel. Die vom Menschen geschaffene Standardisierung von Kommunikationsformen und -medien bestimmen die Technologie des kommunikativen und sozialen Verhaltens im Allgemeinen und bilden die Grundlagen und Spezialisierungen einer Kultur sowie die Basis und die Spezialisierung von non-verbalen und verbalen/symbolischen kognitiven Operationen.

9.8.7.5 Feedback-Kontrolle der natürlichen Selektion und Evolution

Alle oben erwähnten Modalitäten und Stufen der verhaltensbezogenen Feedback-Kontrolle befähigen die Menschen zur Feedback-Kontrolle ihrer natürlichen Selektion und somit von Geschwindigkeit, Richtung und Progression ihrer eigenen Evolution. Die wichtigsten Themen der menschlichen Evolution waren über die vergangenen zwei Millionen Jahre die Ausdehnung und Verbesserung von motorisch-sensorischen, kognitiven und kommunikativen Fähigkeiten, die vom Menschen geschaffene Kontrolle von Instrumenten, Maschinen und

Technologien sowie die menschliche Umgebung, die organisatorische Entwicklung von sozialen, gesellschaftlichen und kulturellen Gruppen, Gemeinschaften und Institutionen, des Weiteren die progressive technologische Integration der menschlichen Gesellschaft weltweit durch den Handel, die Kommunikation und die Automationstechnologien. Unsere kybernetische Theorie der Evolution geht davon aus, dass all diese Themen in einer selbstselektiven Weise durch die menschliche verhaltensgesteuerte Feedback Kontrolle der motorisch-sensorischen und physiologischen Integration, die Erkenntnis und die physikalische, vom Menschen geschaffene Umgebung sowie die soziale Interaktion und Kommunikation definiert und gelenkt worden sind. Etwas allgemeiner formuliert gehen wir davon aus, dass die biologische Evolution generell ein kybernetischer Prozess ist, in dem die Organismen ihre eigene genotypische und phänotypische Variabilität als Funktion der differentialen Kompetenz einer Feedback-Kontrolle der Umgebung lenken und dadurch ihre eigene Selektion in der Evolution bestimmen.

9.9 Verhaltenskybernetik:
Bewegung, Interaktion, Lernen

9.9.1 Die Bedeutung der Bewegung bei der Selbstkontrolle von Verhalten

Jeder Mensch stellt ein sich selbst kontrollierendes und sich selbst entwickelndes Rückkopplungssystem dar. Grundlegende Bedeutung nimmt in diesem Prozess die Bewegung ein. Jedes sensorische System funktioniert dadurch, dass es aufgrund visueller, auditiver, gustatorischer, olfaktorischer, taktiler und kinästhetischer Reize ein Bewegungsmuster erzeugt, fähig ist, diesem zu folgen und es schließlich auch zu interpretieren.

Diese motorisch-sensorischen Systeme sind derart gekoppelt, dass jede Veränderung eines Systems von einer Veränderung in einem anderen System gefolgt wird: Beziehung zwischen Vision und Bewegung, Beziehung zwischen Atmung und Bewegungssystem, Interaktion zwischen Systemen der Haltungsbewegungen und den expressiven Bewegungssystemen, Beziehung zwischen Berührung und Bewegung.

Diese Ergebnisse sind für die pflegerische und therapeutische Beschäftigung mit Menschen von eminenter Bedeutung. Obwohl PatientenInnen in der Lage sind verschiedene Sinneswahrnehmungen adäquat aufnehmen zu können, sind sie trotzdem oft nicht in der Lage, die Aktivität ihrer Muskulatur derart zu organisieren, dass sie den perzipierten sensorischen Reize entsprechend reagieren können. Ein Ziel von MH Kinaesthetics ist es daher, die Pflegenden so anzuleiten, dass sie bei jeder Tätigkeit die Bewegungen der PatientenInnen organisieren und dabei die Selbstkontrolle der PatientenInnen unterstützen können. Dieser Ansatz ist für den pädagogischen Bereich zu adaptieren.

9.9.2 Beziehungen zwischen Bewegung und vitalen Systemen

Sowohl die Atem- als auch die Herzfunktion werden über das verhaltenskybernetische und das kinästhetische System reguliert. Das Volumen, die Geschwindigkeit und andere Faktoren der Atmung sind vom Herzrhythmus, von Haltungsbewegungen sowie der Bewegung von Gesicht und Extremitäten abhängig. Die Muskeln unseres Körpers treiben dabei die internen Prozesse an.

Damit kann sehr deutlich der Zusammenhang zwischen dem motorischen System sowie sämtlichen vitalen Funktionen gezeigt und bewiesen werden, dass die aktive Arbeit der großen Muskeln im Körper von Bedeutung ist, um diese Organfunktionen aufrechtzuerhalten und / oder wieder in Gang zu bringen. Mit MH Kinaesthetics erhalten Pädagog/innen ein Konzept als Werkzeug, mit dem sie befähigt sind, Kinder aktiv in ihren Alltagsaktivitäten zu unterstützten und zu beteiligen.

9.9.3 Das Erlernen von Bewegung

Jeder Mensch ist ein Bewegungssystem, welches der Bewegung anderer Menschen folgt und durch soziale Interaktionen mit anderen Menschen kommuniziert. In einer sozialen Interaktion sind bewegungsbezogene und sensorische Systeme zweier oder mehrerer Menschen miteinander derart gekoppelt, dass die Beteiligten auf die sensorischen Reize und den Bewegungsausdruck des jeweils anderen einen großen Einfluss ausüben können. Die Bewegung jeder Person stellt somit eine Quelle für die Bewegungen des anderen Beteiligten dar.

9. Die Entwicklung der MH Kinaesthetics und Wissenschaft

Die Kommunikation von Menschen erfolgt mit Hilfe von drei wesentlichen Interaktionsformen: gleichzeitig-gemeinsam, schrittweise und einseitig. Bei einer gleichzeitig-gemeinsamen Interaktion erfolgt der Informationsaustausch unmittelbar über eine Berührung. In einer schritt und zeitverzögert weisen Interaktion werden die Informationen nacheinander ausgetauscht und in einer einseitigen Interaktion werden nur von einem Beteiligten Informationen gegeben.

Nach der Geburt entwickeln Säuglinge einen Kontrollmechanismus, indem sie sich selbst in ihrer Umgebung bewegen, diese Umgebung manipulieren und mit anderen Menschen durch Folgen der Bewegung von Betreuern und anderen Personen kommunizieren, die mit ihnen interagieren. Kleinkinder erlernen die Bewegungskontrolle durch gemeinsame Interaktionen. Diese Form der Interaktion stellt die effektivste Art des Erlernens von Bewegung dar. Die Rückmeldung über das kinästhetische Sinnessystem (Druck- und Spannungsveränderungen in der Muskulatur bzw. im Körper insgesamt) erfolgt fast gleichzeitig; folglich kann die Bewegung einer Person eine Quelle für die Bewegung einer anderen sein. Kinder erlernen schrittweise und einseitige Interaktionsfähigkeiten, wenn ihre Betreuer/innen Worte und visuelle Signale nutzen, um diese Bewegungsprozesse zu interpretieren.

Man kann den Zustand vieler Patienten/innen durchaus mit dem von Kleinkindern vergleichen. Kranke Menschen haben oft einen Teil ihrer Bewegungsfähigkeit verloren. Pflegende lernen durch und mit MH Kinaesthetics, wie sie die drei Interaktionsformen bei der täglichen Pflege des Patienten sowohl als Analyse-, als auch als Durchführungswerkzeug einsetzen können. Patient/innen, die ihre Bewegungsfähigkeit verloren haben, benötigen taktile Reize zur Kontrolle der Bewegung und zur Entwicklung potenzieller Fähigkeiten. Indem sie wieder mehr Kontrolle über ihre (seine) Bewegung erlangen, führen die schrittweisen und einseitigen Interaktionen (im Kontext von Bewegungsaktivitäten) zu mehr Selbständigkeit.

9.9.4 Kybernetische Analyse der Rahmenbedingungen von Produktivität und Sicherheit am Arbeitsplatz

Die Arbeitsproduktivität und die Sicherheit gründen auf drei Faktoren: a) die Berufsgruppen müssen die motorischen und sensorischen Fähigkeiten für ihre spezifischen Tätigkeiten besitzen; b) bei Bedarf müssen die motorischen und sensorischen Fähigkeiten trainiert werden, die für diese Tätigkeiten benötigt werden und c) die Umgebung muss so gestaltet werden, dass die Durchführung dieser Tätigkeiten möglichst einfach ist.

Traditionell mechanische Annahmen	Verhaltenskybernetische Annahmen
1. Der Mensch wird in Körper und Geist unterteilt. Man kann beides voneinander getrennt behandeln.	1. Der Mensch ist ein Feedback-System, in dem Körper und Geist notwendigerweise eine Einheit bilden. Die Behandlung erfolgt ganzheitlich.
2. Eine Kontrolle entsteht durch Reize, die von internen und externen Kräften verursacht werden. Dies führt zu einer begründeten Behandlung mit Medikamenten und/oder Operationen.	2. Ein solches System ist insofern selbst kontrolliert, als es jene Empfindungen auslöst, mit deren Hilfe das eigene Verhalten gelenkt wird. Somit werden Veränderungen durch externe Kräfte meist abgelehnt. Die Behandlung besteht vorwiegend in der Mobilisierung eigener Ressourcen.
3. Die Entwicklung erfolgt in nicht kontinuierlichen, normierten, altersabhängigen Phasen. Die Kontrolle des Verhaltens hängt von diesen Phasen ab.	3. Die Entwicklung ist kontinuierlich. Sie führt zu einer immer komplexeren, verhaltensbezogenen und physiologischen Effizienz.
4. Menschen müssen durch Versprechungen motiviert werden, zu kommunizieren und zu lernen.	4. Die Natur und das Bestreben von lebenden Systemen schließen Kommunikation und kontinuierliches Lernen ein.
5. Menschen müssen unterrichtet werden, ihre Ressourcen zu nutzen, um sich selbst vor Verletzungen zu schützen.	5. Lebende Systeme besitzen eine natürliche Neigung, vorhandene Ressourcen zu nutzen, um sich selbst vor Verlet-

9. Die Entwicklung der MH Kinaesthetics und Wissenschaft

Man muss Menschen darüber aufklären, was gut und was schlecht für sie ist.	zungen zu schützen. Man geht davon aus, dass Menschen am besten wissen, was sie brauchen, man muss sie bloß danach fragen.
6. Lernen erfolgt passiv und mittels externer Quellen. Patienten müssen von Experten behandelt werden.	6. Lernen wird selbst aktiviert. Patienten heilen sich selbst, indem sie Verhaltensweisen erlernen, die zur Gesundheit führen.
7. Lernen wird durch die Kombination von externen Reizen bestimmt und muss durch Versprechungen und Wiederholungen forciert werden. Patienten sollten mit wiederholbaren Techniken behandelt werden.	7. Lernen erfolgt durch direkte und unmittelbare Feedback-Effekte der Aktivität der Skelettmuskulatur. Jede Interaktion ist neu und einzigartig.
8. Das Gehirn lenkt das Verhalten mit Hilfe des Willens und der Logik. Man erwartet von den Patienten, sich selbst durch energischen Willen und sinnvolles Verhalten zu heilen.	8. Das Gehirn vermittelt lediglich die Feedback-Interaktionen der sensorisch-motorischen Prozesse. Das Verhalten, nicht die geistige Aktion, entwickelt die Gesundheit.
9. Gesundheit ist ein Zustand, der das Nicht-Vorhandensein von Krankheiten und / oder Verletzungen im Vergleich zu minimalen Standardleistungen bewertet.	9. Gesundheit ist ein Prozess, der stetig gefördert wird, indem man die Interaktionen aller Bestandteile des Systems auf jedem Niveau des Seins aktiviert.
10. Der Ansatz zur Gesundheit strebt Heilung und Linderung an.	10. Der Ansatz zur Gesundheit orientiert sich an der individuellen Entwicklung

Tab. 3. Vergleich zwischen traditionellem mechanischem und kybernetischem Ansatz

10. Ziele des Pilotprojektes

Eltern, Kindergarten-, Volksschulpädagog/innen und Betreuer/innen sollen das erforderliche Wissen erhalten und die methodischen Fähigkeiten erlernen, um die ihnen anvertrauen Kinder aus einer Bewegungsperspektive mit Bewegungskonzepten in ihren Lern- und Entwicklungsprozessen zu unterstützen, damit diese bei gleichzeitiger Förderung ihrer Gesundheit die Alltags- und pädagogischen Aktivitäten einfacher, effektiver und selbständiger ausführen können.

Im vorliegenden Projekt werden die Eltern, Kindergarten-, Volksschulpädagog/innen und Betreuer/innen Werkzeuge erhalten und die Fähigkeiten entwickeln,

- um die wissenschaftliche Grundlage über die Bedeutung der eigenen Bewegung für Gesundheit und Lernen zu nützen,
- um Lernaktivitäten als Bewegungsaktivitäten zu verstehen und zu analysieren,
- um als Pädagog/innen ihr Repertoire mit Bewegungsmethoden zu erweitern,
- um spezifische Probleme bei Konzentration, Lesen, Schreiben und anderen Fächern mit Bewegungsprozessen zu unterstützen,
- um Stress zu reduzieren durch Achten und Anpassen der eigenen Bewegung in „Arbeits"-Aktivitäten und
- um Eltern vermehrt in den Lernprozess zu integrieren.

Festzuhalten ist auch, dass der gewählte Ansatz bewusst weit über derzeit angewandte Interventionen und das derzeit bestehende Verständnis einer Bewegungsfähigkeit (wie: „ich komme mit den Fingern bis zu Boden" oder „ich kann auf einem Bein balancieren") hinausgeht. Dieses Projekt stellt auf diesem Gebiet eine Innovation dar und ist als Pilot Modellprojekt geplant, um für ein gesundes Leben und Selbständigkeit Bewegungsgrundlagen zu vermitteln.

10. Ziele des Pilotprojektes

10.1 Zielgruppen

Das Projekt richtete sich grundsätzlich an drei Zielgruppen:
- Kindergartenpädagog/innen der Kindergärten der Gemeinden Hollenegg, St. Martin im Sulmtale und Wies, Steiermark, Österreich
- Volksschulpädagog/innen der Volksschulen der Gemeinden Hollenegg und St. Martin im Sulmtal,
- Eltern der Kindergarten- und Volksschulkinder der teilnehmenden Kindergärten und Volksschulen.

Durch diesen umfassenden Zugang sollte einerseits eine möglichst große Zahl an Teilnehmer/innen erreicht werden, und andererseits war beabsichtigt sowohl die Eltern, Kindergarten-, Volksschulpädagog/innen und Betreuer/innen für das Thema Gesundheitsentwicklung der Kindergarten- und Volksschulkinder durch MH Kinaesthetics zu sensibilisieren.

Lern- und Verhaltensstörungen sowie Gesundheitsprobleme bei erwachsenen Menschen sind zwar multikausal, lassen sich aber vielfach auf Ereignisse und Erfahrungen im Umgang mit Eltern, Kindergarten-, Volksschulpädagog/innen und Betreuer/innen der frühen Kindheit und Jugend zurückführen. Eine im Auftrag der WHO durchgeführte Studie macht deutlich, dass sich weltweit zwei Drittel der Kinder zu wenig bewegen. Darunter leidet einerseits ihre Gesundheit, andererseits werden dadurch auch ihre Lernmöglichkeiten sowie ihre Lernfähigkeiten beeinträchtigt. Gewohnheitsmuster, wie sie in der frühen Kindheit erlernt bzw. eingelernt worden sind, beeinflussen Gesundheit und Verhaltensmuster der Erwachsenen und wirken sich auch im hohen Lebensalter noch positiv bzw. negativ aus. Zahlreiche Beeinträchtigungen physiologischer Abläufe wie etwa die Regulationsprozesse des Herz-Kreislaufsystems, der Skelettmuskulatur und des knöchernen Skelettsystems, aber auch Depressionen und Angstzustände in späteren Lebensjahren lassen sich auf Versäumnisse in der Kindheit zurückführen.

10.2 Projektablauf

Um die dargestellten Projektziele zu erreichen, wurden mit zwei Trainer/innen und den Begründern Drs. Maietta und Hatch, folgende Aktivitäten in einer Projektzeit von 18 Monaten mit den einzelnen Zielgruppen durchgeführt und umgesetzt:

a) **Aktivitäten mit den Kindergarten-, Volksschulpädagog/innen und Betreuer/innen**

- **Information**: Im Rahmen eines interaktiven Workshops sowie persönlicher Gespräche wurden die beiden beteiligten Zielgruppen über das geplante Projekt informiert.
- **Workshop**: Gemeinsam mit der Zielgruppe wurde ein Kompetenzentwicklungsplan, der sämtliche Informationen, die für die Planung und Umsetzung der einzelnen Lernetappen erforderlich waren, erarbeitet. Dieser Kompetenzentwicklungsplan bildete auch die Grundlage für ein „Bildungscontrolling", dessen Ziel es war zu überprüfen, ob die angestrebten Bewegungskompetenzen in den einzelnen Lehr- und Lernschritten überhaupt erreicht wurden.
- **Grundkurs MH Kinaesthetics (18 Stunden, geteilt in mehrere Etappen)**: Im Rahmen dieses Grundkurses wurden in den einzelnen Konzepten nachfolgende Ziele erarbeitet:
  - **Konzept: Interaktion**: Es wurden vorerst die Bewegungseigenschaften der derzeitigen beruflichen Aktivitäten der Zielgruppen analysiert und anschließend Maßnahmen entwickelt, um diese Bewegungseigenschaften in Hinblick auf die Erzielung einer höheren Produktivität und Zufriedenheit zu verändern. Angestrebt wurde auch die Integration von MH Kinaesthetics im Berufsalltag sowie bei den privaten Aktivitäten.
  - **Reflexion 1. Lernetappe und Konzept funktionale Anatomie**: Die Absichten der bisherigen Aktivitäten gegenüber der tatsächlichen Wirkung des eigenen Tuns wurde überprüft und falls erforderlich wurden auch Veränderungen und Anpassungen getätigt.
  - **Reflexion 2. Lernetappe und Konzept: menschliche Bewegung**: In einem weiteren Schritt wurde die Wirkung der persönlichen und professionellen Aktivitäten auf die kontinuierliche Entwicklung der eigenen Gesundheit analysiert und beim Erkennen negativer Einflüsse diese versucht zu verändern.

10. Ziele des Pilotprojektes

- **Reflexion der 3. Lernetappe und Konzept Anstrengung**: In dieser 3. Lernetappe wurden Lernschwierigkeiten im beruflichen und / oder privaten Bereich analysiert und falls erforderlich derart verändert, dass eigene Lernfähigkeiten genutzt werden konnten.
- **Reflexion der 4. Lernetappe: Konzept menschliche Funktion**: Im nächsten Schritt wurde nun das eigene Bewegungsrepertoire, die Bewegungsfähigkeit sowie die Handlungsfähigkeit erweitert. Dadurch gelingt es auch MH Kinaesthetics in die eigene Arbeit und Organisation zu integrieren.
- **Konzept: Umgebung**: Es wurde im Weiteren versucht die Bewegungsfähigkeiten aus Sicht von MH Kinaesthetics zu gestalten. Dadurch erwerben die Teilnehmer/innen die Fähigkeit dem Lernprozess der Kolleg/innen zu folgen und dementsprechend auch zu unterstützen.

4. Aufbaukurs MH Kinaesthetics (18 Stunden, geteilt in mehrere Etappen):

In einem ersten Schritt wurden die Denk- und Lernwerkzeuge sowie die MH Kinaesthetics Konzepte wiederholt und vertieft:

- Interaktion
- funktionale Anatomie
- menschliche Bewegung
- Anstrengung als Kommunikationsmittel
- menschliche Funktion
- Umgebung.

Zusätzlich wurde darauf Wert gelegt, dass die Teilnehmer/innen sich selbst im Tun evaluieren und reflektieren können und das Analysieren von Alltagsbewegungen lernen und beschreiben können. Bei diesem Schritt wurden sie von den Trainer/innen effektiv unterstützt. Die Zielgruppen wurden auch angewiesen anhand der eigenen Wahrnehmung die jeweiligen Inhalte zu erarbeiten sowie aus ihrem eigenen Arbeitsfeld Lernsituationen aus der Sicht von Bewegungsaktivitäten zu analysieren und mit dem MH Kinaesthetics Raster und / oder den Kompetenzfeldern ihre jeweiligen Lernschritte zu dokumentieren. Diese Bewegungsanleitung wird zuerst an und mit gesunden Menschen in Partneraktivitäten durchgeführt. Bei diesem Schritt werden die Teilnehmer/innen sowohl von den Kurskollegen/innen als auch von den Trainer/innen unterstützt. Grundsätzlich ist das Thema

"Lernen" im Allgemeinen sowie "Lernen von Bewegung" ein wesentlicher Teil des Aufbaukurses.

5. Kindergarten- und Schulbesuche

- **Bedarfsanalyse**: Als erster Schritt wurden die Kindergarten-Pädagog/innen, die Betreuer/innen und Volksschulpädagog/innen von den Trainer/innen und Entwicklern des Kinaesthetics Programms, Dr. Lenny Maietta und Dr. Frank Hatch, interviewt. Die Zielgruppen wurden aber zusätzlich von den Begründern während ihrer beruflichen Tätigkeit im Kindergarten bzw. in der Schule beobachtet und darauf basierend wurde eine Analyse durchgeführt und das weitere Umsetzungskonzept erarbeitet.
- **Regelmäßige Besuche**: Bei weiteren Besuchen in Kindergärten und Volksschulen wurde eine Unterstützung hinsichtlich Integration der MH Kinaesthetics Prozesse angeboten und es wurden zudem die weiteren Schritte für die nächsten Kurstage evaluiert. Das dahinter liegende Ziel ist es die jeweiligen Kurspläne den tatsächlichen Notwendigkeiten der Zielgruppen anzupassen.
- **Praktische Erprobung**: Schließlich haben die Trainer/innen und/oder Begründer von MH Kinaesthetics, Dr. Lenny Maietta und Dr. Frank Hatch, gemeinsam mit den Kindergarten-, Volksschulpädagog/innen und Betreuer/innen und mit den Kindern gearbeitet. Die Teilnehmer/innen hatten dabei die Möglichkeit das erlernte Wissen gemeinsam und direkt einzusetzen und zu erproben.

b. **Aktivitäten mit den Eltern**

Die Eltern wurden am Beginn des Kindergarten- bzw. Schuljahres sowohl durch die Projektleitung als auch durch die zuständigen Kindergarten-, Volksschulpädagog/innen und Betreuer/innen über das geplante Projekt informiert.

Einführungskurs und Kurse am Vormittag oder Abend zu
MH Kinaesthetics (5 x 2 Stunden)

In einem Einführungskurs sowie in weiteren Kursteilen wurden den Eltern Grundlagen von Entwicklung und Bewegung vermittelt. Die Eltern erhielten dabei Werkzeuge, um
- die Erkenntnisse über die Bedeutung der eigenen Bewegung für Gesundheit und Lernen zu nutzen,

10. Ziele des Pilotprojektes

- durch Lernaktivitäten als Bewegungsaktivitäten zu verstehen,
- spezifische Probleme bei Konzentration, Lesen, Schreiben usw. mit Bewegungsprozessen zu bearbeiten,
- Stress zu reduzieren Achten und Adaptation der eigenen Bewegung in Arbeitsaktivitäten.

Schließlich lernten die Eltern Gesundheit und Produktivität im Kontext der verhaltenskybernetischen Theorie von „Tracking" zu verstehen und das MH Kinaesthetics Lernmodell als ein Selbstevaluierungs- und Veränderungsinstrument zu nutzen.

11. Ergebnisse[147]

Insgesamt haben an diesem Projekt 22 Personen teilgenommen (21 davon waren weiblich). Dabei handelt es sich um acht Volksschulpädagog/innen und um zehn Pädagog/innen und vier Betreuer/innen aus dem Bereich des Kindergartens. 14 der Teilnehmenden standen in der Schule bzw. im Kindergarten in einem 100% Beschäftigungsausmaß, acht wiesen ein Beschäftigungsausmaß zwischen 50 und 80% auf.

11.1 Erlernen der methodischen Fähigkeiten

Der Ausgangspunkt der Untersuchung war es zu beweisen, dass im Rahmen des vorgegebenen Projektablaufes Kindergarten-, Volksschulpädagog/innen und Betreuer/innen das notwendige Wissen und die methodischen Fähigkeiten von MH Kinaesthetics erlernen können, um damit und dadurch die ihnen anvertrauten Kinder aus einer Bewegungsperspektive mit Bewegungskonzepten heraus, in ihren Lern- und Entwicklungsprozessen, unterstützen zu können.

Führt man sich dabei die Ergebnisse der Befragung vor Durchführung dieses Projektes vor Augen, dann zeigen sich bereits in jenem Ansatz, in dem es „nur" um das Erlernen methodischer Fähigkeiten durch die Erziehungsberechtigten geht, sehr deutliche Trends: bereits nach wenigen Monaten wird versucht der Bewegungsperspektive innerhalb des Unterrichtes einen größeren Raum einzuräumen.

In den folgenden Darstellungen werden aus sieben abgefragten Parametern drei wesentlich erscheinende Werte herausgenommen und getrennt in den Abb. 17 - 30 dargestellt.

---

147 Aufgrund der geringen Teilnehmerzahl (diese ergibt sich aus der Größe der beteiligten Kindergärten und Schulen) werden die Daten ausschließlich in absoluten Zahlen und nicht in Prozentabgaben dargestellt.

11. Ergebnisse

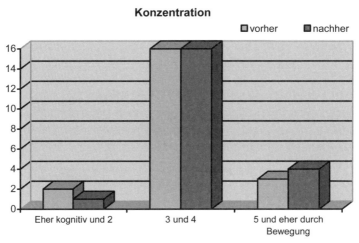

Abb. 17: Wie werden im Unterricht die folgenden geistigen und sozialen Fähigkeiten erlernt bzw. vermittelt? (Befragung vor Start des Projekts)[148] : Konzentration

Besteht am Beginn des Projektes von den Pädagog/innen und Betreuer/innen noch eher die Tendenz Konzentration über Kognition zu vermitteln, so lässt sich nach Abschluss der Ausbildung zumindest im Ansatz eine Tendenz erkennen, mehr Bewegung als bisher in die Vermittlung der Konzentrationsfähigkeit einzubauen.

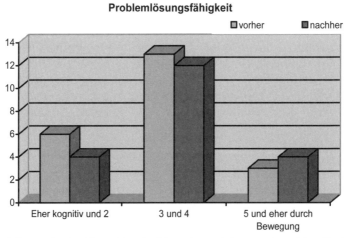

Abb. 18: Wie werden im Unterricht die folgenden geistigen und sozialen Fähigkeiten erlernt bzw. vermittelt? (Befragung vor Start des Projekts)[149]: Problemlösungsfähigkeit

---

148 Zwecks Übersichtlichkeit der Darstellung werden die Bereich 1 und 2, 3 und 4 und 5 und 6 zusammengefasst dargestellt.
149 Zwecks Übersichtlichkeit der Darstellung werden die Bereich 1 und 2, 3

11.1 Erlernen der methodischen Fähigkeiten

Auch die Fähigkeit Probleme zu lösen geschieht vor dem Start des Projektes in vermehrter Weise durch Kognition. Und auch bezüglich dieser Fähigkeit zeigt sich am Ende der Ausbildung eine Tendenz im Hinblick auf einen bewegungsunterstützten Lösungsansatz.

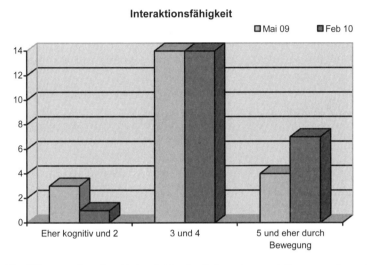

Abb. 19: Wie werden im Unterricht die folgenden geistigen und sozialen Fähigkeiten erlernt bzw. vermittelt? (Befragung vor Start des Projekts)[150]: Interaktionsfähigkeit

Am deutlichsten zeigt sich die Veränderung, die die Pädagog/innen und Betreuer/innen durch MH Kinaesthetics erfahren haben, beim Parameter Interaktionsfähigkeit. Nach Abschluss des Projektes kann eine Trendwende hin zu bewegungsvermittelter Fähigkeit erkannt werden.

---

und 4 und 5 und 6 zusammengefasst dargestellt.
150 Zwecks Übersichtlichkeit der Darstellung werden die Bereich 1 und 2, 3 und 4 und 5 und 6 zusammengefasst dargestellt.

11.2 Zufriedenheit der Pädagog/innen

Da die Zufriedenheit mit der eigenen beruflichen Tätigkeit bzw. die Zufriedenheit mit dem Arbeitsgeber einen wesentlichen Faktor für die Durchführung der Lehrverpflichtung darstellt, wurden diese Faktoren auch hinterfragt.

Hinsichtlich der Zufriedenheit mit der eigenen beruflichen Tätigkeit zeigt sich, dass nach der Implementierung von Kinaesthetics tendenziell mehr Pädagog/innen und Betreuer/innen mit ihrer eigenen beruflichen Arbeit, aber auch mit dem Arbeitgeber zufrieden sind.

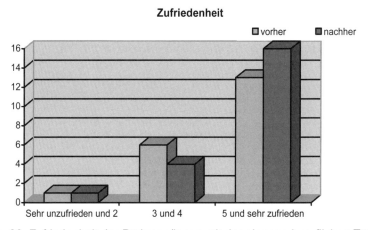

Abb. 20: Zufriedenheit der Pädagog/innen mit der eigenen beruflichen Tätigkeit

11.3. Einfluss der Alltagsaktivitäten auf die Gesundheit

Ein weiteres Ziel des Projektes war es darzustellen, dass die Alltagsaktivitäten eines Menschen (wie sitzen, schreiben, gehen etc.) einen positiven und / oder negativen Einfluss auf seine Gesundheit und das Lernverhalten ausüben.

Dabei wurde insgesamt darauf wertgelegt aufzuzeigen, inwiefern und inwieweit motorische und sensorische Fähigkeiten bewusst erarbeitet und damit auch verbessert werden können. Wenn man den Faktor „Positionen gestalten und halten können" betrachtet, dann zeigen sich zwar schon vor Beginn der Projektphase Tendenzen dahingehend, dass im Unterreicht versucht wird, solche Positionen zu

11.3. Einfluss der Alltagsaktivitäten auf die Gesundheit

gestalten. Wie aber der Vergleich der beiden Befragungen ergibt, konnte durch die Implementierung von Kinaesthetics eine Verbesserung dieser Bemühungen erzielt werden (Tab. 2).

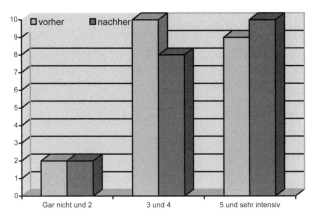

Abb. 21: Einfluss der Alltagsaktivitäten auf die Gesundheit: Positionen gestalten und halten können

Noch deutlicher lässt sich dieses Trendverhalten am Parameter „physiologische Gesundheitsprozesse regulieren" erkennen und darstellen. Während vor dem Projektstart drauf überhaupt nicht Wert gelegt worden ist, zeigen sich am Ende des Projektes eine sehr deutliche Wende hin zum Versuch physiologische Gesundheitsprozesse intensiv zu regulieren.

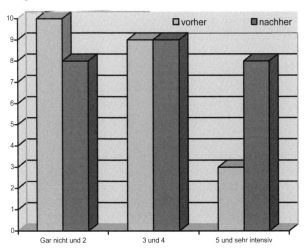

Abb. 22: Einfluss der Alltagsaktivitäten auf die Gesundheit: Physiologische Gesundheitsprozesse regulieren.

Gleiches gilt auch im Hinblick auf den Faktor „Objekte tragen und balancieren".

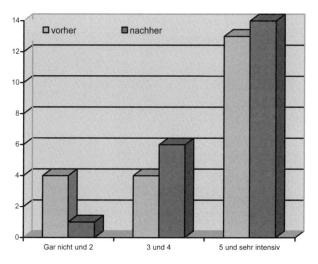

Abb. 23: Einfluss der Alltagsaktivitäten auf die Gesundheit: Objekte tragen und balancieren

11.4 Die Bedeutung der Optimierung der Bewegungskompetenz

Ein weitere Problemfeld im Rahmen des Projektes ist es aufzuzeigen, dass der Aufbau und die Verfeinerung der Bewegungskompetenz in der Ausbildung der Pädagog/innen und Betreuer/innen erforderlich ist, um die anvertrauten Kinder in Schulen und Kindergärten in Alltagsbewegungen unterstützen zu können.

Wenn nun Pädagog/innen und Betreuer/innen für die Schüler im Hinblick auf deren Bewegungsprobleme individuelle Lösungen zu entwickeln versuchen, dann stellt sich dabei die Grundfrage: wird darüber im Kollegenkreis ausschließlich bzw. vorwiegend diskutiert oder besteht ein anderer Ansatz darin diese Problemlösungsvorschläge auch auszuprobieren.

11.4 Die Bedeutung der Optimierung der Bewegungskompetenz

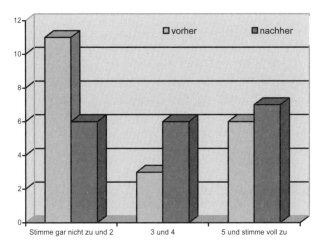

Abb. 24: Die Bedeutung der Optimierung der Bewegungskompetenz: Diskussion

Während vor Beginn des Projektes in überwiegendem Maße über Lösungsvorschläge hinsichtlich individueller Bewegungsprobleme von Schülern diskutiert worden ist, zeigt sich nach Abschluss des Projektes eine deutliche Tendenz dahingehend, dass beabsichtigte Lösungsangebote vorerst ausprobiert, bevor sie dem einzelnen Schüler schließlich angeboten werden

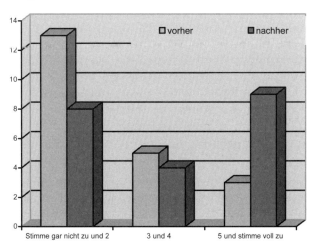

Abb. 25: Die Bedeutung der Optimierung der Bewegungskompetenz: Lösungsansätze ausprobieren.

11. Ergebnisse

11.5 Der Einfluss von MH Kinaesthetics auf die eigene Bewegung und Gesundheit

Eine Implementierung eines Gesundheitssystems in den beruflichen Alltag und in den Lernalltag der anvertrauten Kinder und Schüler ist nur dann möglich, wenn das Thema Bewegung als Gesundheitsthema auch bei den Pädagog/innen, Betreuer/innen und auch bei der Schul- und Kindergartenleitung einen entsprechenden Stellenwert besitzt.

Vor Beginn des Projektstarts hat Bewegung bei den befragten Pädagog/innen keinen besonders hohen Stellenwert inne; nach Ende des Projekts lässt sich deutliche eine Änderung dieses Verhaltens erkennen. Bewegung nimmt bei 50% der Befragten sogar einen sehr hohen Stellenwert ein (Abb. 26).

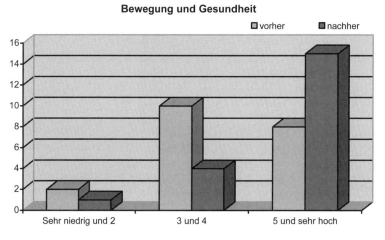

Abb. 26: Einfluss von MH Kinaesthetics auf die eigene Bewegung und Gesundheit

Eine vergleichbare Trendumkehr zeigt sich auch bei der Bewertung von Bewegung als Gesundheitsthema bei der Schul- und Kindergartenleitung. Auch hier zeigt sich ein zunehmender Trend hin zur Bewegung als Thema der Gesundheitsprävention (Abb. 25).

11.6 Verständnis für alltägliche Bewegungsabläufe

Ein weiteres Ziel des durchgeführten Projektes war es aufzuzeigen, dass Pädagog/innen durch das Kennenlernen des eigenen Bewegungsrepertoires mehr Verständnis für alltägliche Bewegungsabläufe aufbringen.

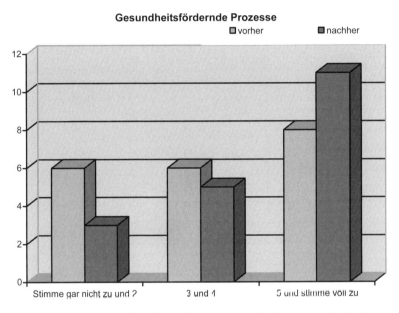

Abb. 27: Verständnis für alltägliche Bewegungsabläufe: gesundheitsfördernde Prozesse

Auf die Frage, ob im Kollegium bezogen auf gesundheitsfördernde Arbeits- und Lernprozesse im Allgemeinen mit abgestimmten bzw. gemeinsamen Vorstellungen gearbeitet wird, zeigt sich vor Beginn des Projektstarts, dass die meisten der Befragten dieser Aussage nicht oder nur bedingt zustimmen können. Nach Abschluss des Projektes jedoch lässt sich ein deutlicher Trend dahingehend erkennen, dass der größte Teil der befragten Pädagog/innen und Betreuer/innen dieser Aussage sehr wohl zustimmen können.

Ähnliches lässt sich aus den Ergebnissen herauslesen, wenn es darum geht die Bewegungsunterstützung der anvertrauten Schüler und Schülerinnen nach gemeinsamen und akkordierten Vorstellungen zu unterstützen. Auch dieses Verhalten ist vor Projektstart eher spär-

11. Ergebnisse

lich ausgebildet; nach Projektende lässt sich auch hier eine deutliche Trendumkehr feststellen (Abb. 26).

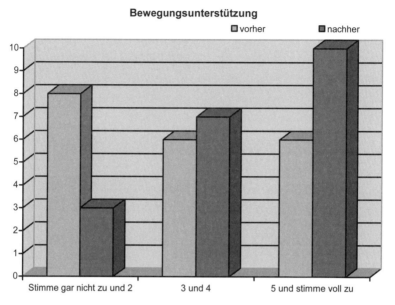

Abb. 28: Verständnis für alltägliche Bewegungsabläufe: Bewegungsunterstützung

11.7 Bewegungsprozesse als Lösungsansatz

Schließlich gilt es noch darzustellen, dass bei spezifischen Problemen (wie Konzentrationsschwäche, Schreibschwäche etc.) auch Bewegungsprozesse als Lösungsansatz im Berufsalltag der Pädagog/innen integriert werden können.

11.7 Bewegungsprozesse als Lösungsansatz

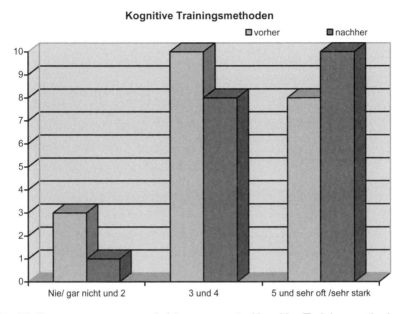

Abb. 29: Bewegungsprozesse als Lösungsansatz: Kognitive Trainingsmethoden

Ausgangspunkt dieser Fragestellung ist die Tatsache, dass spezifische Probleme bei Kindern, vorwiegend bei Schulkindern, wie etwa eine Konzentrationsschwäche, eine Leseschwäche oder überhaupt Verhaltensstörungen durch die Integration von Bewegung in den Alltagsablauf positiv beeinflusst werden können.

Wenn man sich die Ausgangssituation für die Integration von kognitiven und körperlichen Arbeits- und Trainingsmethoden im schulischen Alltag betrachtet, dann erkennt man, dass zwar schon dem Start des Projekts Bemühungen und Ansätze gegeben waren, diese Möglichkeiten für den betreffenden Schüler zu nutzen. Am Endpunkt des Projektes jedoch kann für beide Faktoren, kognitive Trainingsmethoden und körperliche Aktivitäten eine deutliche Trendwende hin zur verstärkten Implementierung dieser beiden Aktivitäten erkannt werden.

11. Ergebnisse

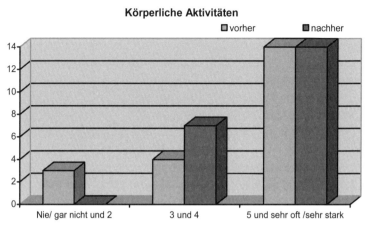

Abb. 30: Bewegungsprozesse als Lösungsansatz: Körperliche Aktivitäten

12. Diskussion

Effektive Bewegung ist nicht alles im Dasein eines Menschen, jedoch ohne Bewegung würde Vieles im menschlichen Körper nicht funktionieren. Würde sich ein Mensch nicht bewegen bzw. würden im Körperinneren einige Zeit keine Bewegungsabläufe funktionieren, so würde man sterben. Bewegung beginnt bereits während des vorgeburtlichen Lebens. Bereits beim Embryo bewegt sich der Herzmuskel, um Blut durch das Gefäßsystem zu pumpen, damit alle Organsysteme mit ausreichend Sauerstoff und Nährsubstraten versorgt werden. Auch bewegt sich während des intrauterinen Lebens beim Fetus der Gastrointestinaltrakt, um Abfallstoffe, das sog. Mekonium, aus dem Körper hinaus zu transportieren. Ohne Bewegung im Mutterleib würde das Wachsen des Kindes und somit dessen Entwicklung nicht möglich sein.

Unmittelbar nach der Geburt bewegen sich als erstes, angetrieben durch unterschiedliche Mechanismen, aber wesentlich durch die bereits ausgebildete Atemmuskulatur, die Lungen. Nicht nur um den ersten Schrei in der neuen Welt zu tun, sondern um während des ganzen weiteren Lebens den menschlichen Organismus mit Sauerstoff zu versorgen und um Abfallprodukte des Stoffwechsels, sprich Kohlendioxid, aus dem Körper abzuatmen. Muskeln müssen sich für alle Funktionsabläufe des Neugeborenen bewegen und alle Bewegungen der Muskulatur wirken in unterschiedlicher Weise auf die inneren Prozesse, wie z.B. Atmung, Verdauung, Kreislauffunktion.

Aber auch die Muskulatur der oberen und unteren Extremitäten sowie des Körperstamms wird im Verlauf des intrauterinen Lebens bereits angelegt und ausgebildet. Jede Mutter weiß das, auch ohne dass sie Physiologie oder Embryologie zu studieren braucht. Sie spürt die Aktivitäten des heranwachsenden Lebens durch die Bauchdecke, wenn der Fetus strampelt und sich aktiv bewegt. Die Bewegungen im Mutterleib werden entweder durch den Fetus alleine gestaltet, oder die Mutter bewegt sich zeitgleich mit ihm. Es gibt auch Zeiten, da schläft das Kind und die Mutter bewegt sich alleine. All diese Möglichkeiten tragen zur Entwicklung und zum Wachstum des Embryos bei. Der kleine Mensch lernt bereits hier verschiedene Alltagsaktivitäten ein, wie z.B. sitzen, liegen, Arme und Beine bewegen

12. Diskussion

uvm. Nach der Geburt ist der Säugling auf andere Menschen angewiesen, um exakt diese Aktivitäten in anderer Umgebung (ohne Begrenzung des Mutterleibes) auszuführen. Genau hier ist es wichtig, dem Kind zeitgleiche und nachvollziehbare Interaktionen zukommen zu lassen, damit das Kind diese Bewegungen ein- und erlernen kann. Die Qualität der Interaktion zwischen Erwachsenen und Babys stellt eine Grundlage für Bewegungslernen und Kommunikation dar.

Wir sollten hier die Bewegungen um die Alltagsaktivitäten ausführen zu können von zusätzlichen, eher sportlichen Aktivitäten unterscheiden. Alltagsaktivitäten werden ohnehin täglich beim An- und Ausziehen, beim Aufstehen, beim Gehen und Sitzen, beim Schreiben, beim Essen und Trinken, beim Ausscheiden usw. durchgeführt. Dabei geht es nur um eine Frage: wie gestalte ich als Mensch diese Aktivitäten im Kontext von Lernen und eigener Gesundheit? Jede Bewegungsaktivität der eigenen Muskulatur beeinflusst die inneren (autonomen) lebensnotwendigen Körperfunktionen und alle Stoffwechselabläufe des Körpers. Es ist wichtig, das Bewusstsein auf diese alltäglichen Bewegungsmuster im Lebensalltag (im Unterricht, in der Schule und in der Arbeit, aber auch zuhause) zu lenken.

Fokussiert man hingegen auf sportliche Bewegungen oder eher sportliche Aktivitäten wie z.B. spazieren gehen oder kurze Strecken mit dem Rad fahren, dann zeigen Untersuchungen an Kindern und Jugendlichen auf, dass diese in zunehmendem Maße an Bewegungsarmut leiden. Und Bewegungsarmut ist der erste, wenn nicht sogar der wesentlichster Schritt hin zu den Zivilisationskrankheiten. Fettsucht (Adipositas) im Kindesalter ist ein zunehmendes Problem. Und Bewegungsarmut führt u. a. geradewegs in die Erkrankung. Ein Teufelskreis tut sich auf[151]. Und daraus wiederum resultieren Erkrankungen unterschiedlicher Art, seien es Stoffwechselerkrankungen, seien es Erkrankungen des Herz-Kreislaufsystems, seien es Erkrankungen des Bewegungsapparates. Wenn man übergewichtig ist, macht Bewegung keinen Spaß. Fehlende Bewegung und Zufuhr von Nahrung verstärken die Adipositas und dies wiederum führt zu einer weiteren Bewegungseinschränkung. Und Adipositas führt zudem zu einer enormen Belastung unseres Bewegungsapparates, zu enormen Be-

---

151 Die Frage die sich dabei stellt ist: benötigen wir tatsächlich Shows im TV, die an Menschen, die mehr ein Körpergewicht von mehr als 200 kg aufweisen, um zu erkennen, wohin wir uns bewegen sollten. Ist die menschliche Kreatur bereits so verblödet, dass sie derartige „Motivation" benötigt, um für die eigene Gesundheit vorzusorgen?

lastungen der Gelenke und des Bandapparates. Und die Folge ist: der Mensch benötigt frühzeitig, oft schon vor dem 50. Lebensjahr, einen Ersatz seiner abgenützten Gelenke. Große Operationen, entsprechende postoperative Behandlungen und manchmal auch ein ungenügender Erfolg kommen auf den betroffenen Patienten zu. Von der finanziellen Belastung des Gesundheitswesens soll an dieser Stelle erst gar nicht gesprochen werden.

Aber nicht nur der Bewegungsapparat ist betroffen. Adipositas kombiniert mit Bewegungsarmut führt zu einer enormen Belastung des Herz-Kreislaufapparates. Und Erkrankungen des Herz-Kreislaufapparates sind die neben Krebs die häufigste Todesursache überhaupt. Und einer Hochdruckerkrankung und einem daraus folgenden Herzleiden könnte sehr leicht begegnet werden, nämlich mit einer entsprechenden Bewegungstherapie. Wobei sogar Therapie nicht richtig ist, vielmehr sollte Bewegung zum Alltag jedes einzelnen Menschen gehören und damit könnte man präventiv diesen Erkrankungen vorbeugen.

Gleiches gilt für die bei adipösen Menschen sehr häufig auftretenden Stoffwechselerkrankungen, allen voran die Zuckerkrankheit. Die Bauchspeicheldrüse geht bei der Bewältigung der bei Adipösen gesteigerten Kalorienzufuhr im Feuer der Oxidation der Fettspeicher zugrunde. Und wenn man dann bedenkt, welche Sekundärfolgen eine Zuckerkrankheit nach sich ziehen kann, – nämlich durch die Verkalkung der Gefäße Durchblutungsstörungen vor allem in der unteren Extremität mit der Gefahr des Absterbens dieses Körperteils, die Gefahr des Auftretens von Schlaganfällen durch die Verkalkung der Hirngefäße, durch die Verkalkung der Herzkranzgefäße die Gefahr des Auftretens eines Herzinfarktes, durch die Verkalkung der Nierengefäße die Gefahr des Auftretens eines Nierenversagens mit der Erfordernis einer Dialyse, – dann sollte wohl auch für den unbelehrbaren und uneinsichtigen Mitmenschen die Notwendigkeit von Bewegung in jedem Lebensalter einsichtig werden.

Das Projekt „Gesund durch Bewegung" zielte darauf ab, Kindergarten-, Volksschulpädagog/innen und Betreuer/innen, dahingehend zu instruieren, dass sie die Bedeutung von alltäglichen Bewegungsaktivitäten für sich selbst und für Kinder erkennen – im Kontext Gesundheits- und Lernentwicklung.

Grundlage für die Ausbildung von Kindergartenkindern und Volksschülern sind die durch den Bundesgesetzgeber verabschiedeten

12. Diskussion

Lehrpläne[152,153]. Diese Lehrpläne gehen richtigerweise davon aus, dass Kinder kompetente Individuen sind, die von Beginn ihres Lebens ihre Umwelt mit allen Sinnen wahrzunehmen und zu erforschen versuchen. Kinder zeichnen sich aus durch Neugier, Kreativität und Spontanität und sind charakterisiert durch Wissensdurst und Freude am Lernen. Kinder mit unterschiedlichen Interessen, Begabungen und Bedürfnissen, mit vielfältigen Ausdrucksweisen und Kompetenzen, entwickeln ihre Kompetenzen und ihre Persönlichkeit u.a. durch Interaktionen mit vertrauten Personen in ihrer Umwelt. Somit ist es eine lohnenswerte Aufgabe dieser Vertrauenspersonen, zu denen neben den Eltern auch die Kinder- und Volksschul-Pädagog/innen und Betreuer/innen gehören, die ihnen anvertrauten Kinder und Jugendlichen im Rahmen ihres vorschulischen und schulischen Lebens entsprechend zu fördern. Und zur Förderung zählt neben der Vermittlung von Wissen auch diesen Kindern Bewegungserfahrung mit auf ihren Lebensweg zu geben.

Der Lehrplan für die Volksschule und auch der Lehrplan für die Bildungsanstalt für Kindergartenpädagogik beinhaltet das Konzept „Bewegung und Gesundheit" als einen wichtigen Teil des Gesamtkonzeptes. In diesen Plänen wird ausdrücklich festgehalten, dass „Bewegungserfahrungen eine wesentliche Grundlage der Selbst- und Weltbilder von Kindern sind." Kinder erforschen und erobern ihre Umwelt durch Bewegung. Und gerade diese Erfahrung sollte sie motivieren, sich dadurch weiteren Herausforderungen zu stellen. Durch Wahrnehmung und Bewegung können Kinder neue Informationen sammeln, es gelingt ihnen diese zu verarbeiten und mit bereits Bekanntem zu assoziieren. Dadurch werden ihre Erfahrungsspielräume und ihre Handlungskompetenzen entsprechend erweitert. Hier wäre es empfehlenswert, MH Kinaesthetics-Wissen in den Ausbildungsalltag zu integrieren.

Durch Bewegung lässt sich sowohl auf der Ebene der physischen als auch der psychosozialen eine gesunde Entwicklung garantieren. Ein gesundes Kind befindet sich in einem Gleichgewicht zwischen objektivem und subjektivem Wohlbefinden und steht im Einklang mit seinen individuellen Bedürfnissen, seinen Möglichkeiten sowie den

---

152 Lehrplan der Volksschule, Erster Teil, Allgemeines Bildungsziel, Stand: BGBl. II Nr. 368/2005, November 2005.
153 Lehrplan der Bildungsanstalt für Kindergartenpädagogik, BGBl. II Nr. 327/2004, August 2004.

12. Diskussion

äußeren Lebensbedingungen[154,155].

Unter diesen Voraussetzungen wird es auch möglich, dass das Kind Kenntnisse, Fähigkeiten, Fertigkeiten, Strategien und Routine erlernt, um in all jenen Situationen, die auf dieses Kind zukommen, handlungsfähig zu sein. Und ein Kind kann das in der spielerischen Auseinandersetzung mit seiner Umwelt erlernen. Erlernen einer dynamischen und wechselseitigen Beziehung zur Umwelt zur Erlangung u. a. von Selbstkompetenz und Selbstwirksamkeit. Darunter wird ein positives Selbstkonzept, Selbständigkeit, Eigeninitiative und die Fähigkeit verstanden, für sich selbst verantwortlich handeln zu können. Und dadurch wird wiederum das Selbstwertgefühl des Betroffenen gesteigert. Und nun sind wir wieder am Ausgangspunkt unserer Überlegungen angelangt: Bewegung und die Achtung auf die Alltagsbewegung vermag Selbstkompetenz zu ermöglichen und einen wesentlichen Beitrag zur physischen und psychosozialen Gesundheit zu leisten[156].

Diese Überlegungen, des MH Kinaesthetics-Bildungssystem vermag aber nur dann zu funktionieren, wenn es vorab gelingt die Pädagog/innen und Betreuer/innen dahingehend auszubilden und zu motivieren Bewegungswahrnehmung in den Unterricht und in die Ausbildung zu integrieren. Und die Ergebnisse dieses Projektes haben gezeigt, dass es, wenn auch im kleinen Rahmen, gelingen kann. Nach achtzehn Monaten Projektdauer haben die beteiligten Pädagog/innen und Betreuer/innen erkannt, dass Bewegungskompetenz im Alltagsleben erfahrbar ist und dass es in diesem Zeitrahmen auch durchaus möglich ist Verständnis zu erlangen für die alltäglichen Bewegungsabläufe. Aber nicht nur das. Es ist vielmehr gelungen den beteiligten Lehrpersonen den Einfluss von Bewegung im Sinne von Alltagsaktivitäten auf die Gesundheit erfahren zu lassen.

Wenn aber nun die vom Gesetzgeber vorgegebene intendierte Voraussetzung, nämlich dass Selbstkompetenz und Bewegung zu einem Gleichgewichtszustand zwischen Körper und Geist führen sollte, dann müsste sich dies aber auch an der Zufriedenheit der beteiligten Lehrpersonen erkennen lassen. Auch dieser Ansatz konnte zumindest tendenziell bewiesen werden.

---

154 Vgl. dazu: Lehrplan der Volksschule, Erster Teil, Allgemeines Bildungsziel, Stand: BGBl. II Nr. 368/2005, November 2005.
155 Vgl. dazu auch die Definition von Gesundheit der WHO.
156 Vgl. dazu: Vgl. dazu: Lehrplan der Volksschule, Erster Teil, Allgemeines Bildungsziel, Stand: BGBl. II Nr. 368/2005, November 2005.

12. Diskussion

Somit hat dieses Projekt das intendierte Ziel erreicht, aufzuzeigen, dass es möglich ist Kindergarten-, Volksschulpädagog/innen und Betreuer/innen das notwendige Wissen und die methodischen Fähigkeiten von MH Kinaesthetics zu vermitteln, um die ihnen anvertrauten Kindern aus einer Bewegungsperspektive mit Bewegungskonzepten, in ihren Lern- und Entwicklungsprozessen, zu unterstützen. Es ist zudem auch gelungen darzustellen, dass das MH Kinaesthetics-Bildungssystem in der Aus- oder Fortbildung von Pädagog/innen implementiert werden kann. Die Auszubildenden haben weiters erkannt, dass einerseits die Alltagsaktivitiäten von Menschen (sitzen, schreiben, lesen, gehen) einen positiven oder negativen Einfluss auf die Gesundheit und auf das Lernverhalten haben und andererseits, dass der Aufbau und die Verfeinerung der Bewegungskompetenz in der Ausbildung der Pädagog/innen notwendig sind, um Kinder in Schulen und Kindergärten bei ihren Alltagsaktivitäten unterstützen zu können. Es war im Rahmen dieses Projektes möglich darzustellen, dass durch das Kennenlernen der wissenschaftlichen Grundlage über die Rolle der eigenen Bewegung, Gesundheit und Lernen positiv im Berufsalltag beeinflusst werden können und aufzuzeigen, dass Pädagog/innen durch das Kennenlernen des eigenen Bewegungsrepertoires mehr Verständis von alltäglichen Bewegungsabläufen erhalten. Schließlich konnte auch vermittelt werden, dass bei spezifischen Problemen (Konzentrationsschwäche, Schreibschwäche) auch Bewegungsprozesse als Lösungsansatz im Berufsalltag der Pädgog/innen integriert und bearbeitet werden können.

13. Fazit

Bewegung ist nicht nur ein wesentliches Element des menschlichen Lebens, Bewegung ist vielmehr die Grundlage menschlichen Seins. Bewegung ist nicht nur die nach außen hin sichtbare Aktivität unserer Muskulatur, Bewegung findet permanent in jeder kleinsten Zelle unseres Organismus statt. Jeder Konzentrationsunterschied irgendeines Stoffes innerhalb und außerhalb einer Zelle erfordert Bewegung: Bewegung entlang eines Konzentrationsgradienten, thermische oder mechanische Bewegung.

MH Kinaesthetics geht es im vorliegenden Projekt darum jenen Menschen, die für die weitere Entwicklung eines Kindes von eminenter Bedeutung sind, nämlich den Eltern und Kindergarten-, Volksschulpädagog/innen und Betreuer/innen, die Bedeutung von Alltagsaktivitäten erfahren zu lassen. An mehreren Kindergärten und Volksschulen wurden Eltern, Pädagog/innen und Betreuer/innen eine **Ausbildung** angeboten und danach ihre Erfahrung mit der Integration von bewusster Bewegung im Alltag abgefragt.

Wie die Ergebnisse dieses Projektes eindeutig zeigen besteht ein deutlicher Trend zur bewussten Gestaltung von Alltagsaktivitäten. Eltern, Betreuer/innen und Pädagog/innen bejahen die Sinnhaftigkeit, im Unterricht und zuhause auf die Qualität der Alltagsaktivitäten Wert zu legen. Wenn auch die Zahl der teilnehmenden Eltern, Betreuer/innen und Pädagog/innen relativ klein war, so hat dieses Pilotprojekt dennoch die Erwartungen erfüllt, die daran gesetzt worden sind.

Die Qualität der Alltags-Bewegung zuhause und im Unterricht – im Leben generell – ist entscheidend für die Qualität des Lebens, des Lernens und der Gesundheitsentwicklung.

MH Kinaesthetics bietet einen positiven Beitrag zu den Lebensthemen Bewegung, Lernen und Gesundheit – zusätzlich zu allen anerkannten pädagogischen Wissenschaften und Konzepten.

Nach diesem Projekt konnten weitere Kurse für und mit Kindergartenpädagog/innen gestaltet und durchgeführt werden. Nach dem Abschluss des Anwenderprogramms und Basics/Lernen lernen – Seminar über verhaltenskybernetische Grundlagen mit den Begründern –

13. Fazit

folgte die Trainer/innenausbildung für Grundkurse für Betreuende und Pädagog/innen in Kindergärten.

KMLH AT/IT KG in Kooperation mit KMLH DE GmbH und MH Inc. Santa Fe USA, ist für die Gestaltung des Projektes und für die weitere Entwicklung dieses Programmes verantwortlich und engagiert sich für Eltern, Pädagog/innen und Betreuer/innen in Kindergärten und Volksschulen, die sich mit dem Thema Entwicklung durch Bewegung beschäftigen.

14. Literatur

14.1 Bücher und Zeitschriftenartikel

Adolph EF (1982) Physiological integrations in action. The Physiologist, 25(2) Supplement: 1-67

Altenhofen L (2002) Gesundheitsförderung durch Vorsorge. Zur Bedeutung von U1 bis J1. Bundesgesundheitsbl - Gesundheitsforsch - Gesundheitsschutz 45:960–961

Altgeld T (2010) Gesundheitsfördernde Settings: Kindertagesstätten, Schulen, Stadtteile. Theorie und Praxis des Settingansatzes in der Gesundheitsförderung. Hans Huber Verlag Bern

Antonovsky A, Franke A (Hrsg.) Salutogenese. Zur Entmystifizierung der Gesundheit. dgvt-Verlag, Tübingen 1997

Bamler V, Schönberger I, Wustmann C (2010) Lehrbuch Elementarpädagogik. Theorien, Methoden und Arbeitsfelder. Juventa Verlag Weinheim

Breyer F, Zweifel P (1997) (Gesundheitsökonomie. 2. Auflage, Springer Verlag Berlin

Brodil, T (1998) Grundzüge des Sozialrechts, 6. Auflage. Facultas-Verlag, Wien

Bundesgesetz zur Qualität von Gesundheitsleistungen (Gesundheitsqualitätsgesetz – GQG) BGBl. I Nr. 179/2004

Bundesgesetz vom 9. September 1955 über die Allgomcinc Sozialversicherung (Allgemeines Sozialversicherungsgesetz - ASVG.) StF: BGBl. Nr. 189/1955 idgF

Bundesgesetz, mit dem das Bundesgesetz über die Gesundheit Österreich GmbH (GÖGG) erlassen wird, das Bundesgesetz über die Errichtung eines Fonds „Österreichisches Bundesinstitut für Gesundheitswesen" aufgehoben und das Gesundheitsförderungsgesetz geändert werden, BGBl. I Nr. 132/2006

Eurythmie. Die Offenbarung der sprechenden Seele. Rudolf Steiner Verlag, Dornach 3. Auflage. 199

Gibson EJ, Walker AS (1984) Development of knowledge of visual-tactile affordances of substance. Child development, 55: 453 – 460

Gould J, Smith KU (1963) Angular displacement of visual feedback in motion and learning. Perceptual and Motor Skills, 17, 699-710

Hatch F, Maietta. L. (1998) Kinaesthetik - Gesundheitsentwicklung und menschliche Funktionen, Wiesbaden, Ullstein Medical

Hatch, Frank & Maietta, Lenny (2003) Kinästhetik – Gesundheitsentwicklung und menschliche Aktivitäten. Urban & Fischer Verlag München - Jena

14. Literatur

Hochberg J (1981) On cognition in perception. Perceptual coupling and unconscious inference. Cognition 10, 127 - 134

Hüther G (2011) wie Embodiment neurobiologisch erklärt werden kann. In: Storch M, Cantieni B, Hüther H, Tschacher W (Hrsg.) Embodiment. Die Wechselwirkung von Körper und Psyche verstehen und nutzen. 2. Auflage. Verlag Hans Huber. Bern

Kinder und Bewegung: Maßnahmen dringend gefordert. ÖAZ 17: 10. September 2011, 42 - 44

Lehrplan der Bildungsanstalt für Kindergartenpädagogik, BGBl. II Nr. 327 2004, August 2004

Lehrplan der Volksschule, Erster Teil, Allgemeines Bildungsziel, Stand: BGBl. II Nr. 368/2005, November 2005

Maietta, L. and Hatch., F. (2004) Kinaesthetics Infant Handling, Hans Huber Verlag, Bern

Maietta L, Hatch F (1999) Kinästhetik. Ullstein Medical

Maietta L, Hatch F (1999) Kinästhetik. Verlag Urban & Fischer

Maietta L, Hatch F (1999) Kinästhetik – Infant Handling. Hans Huber Verlag Bern.

Mazal W (1992) Krankheitsbegriff und Risikobegrenzung. Eine Untersuchung zum Leistungsrecht der gesetzlichen Krankenversicherung. Wilhelm Braumüller Verlag Wien. 29 – 34

Meyer FJ (1983) The dynamics of man's evolution. In: Calhoun JB (ed). Environment and Population: Problems of Adaptation. New York: Praeger, 142-144

Oerter R, Dreher E (2008) Jugendalter. In: Oerter R, Montada L (Hrsg.) Entwicklungspsycholgie[6], Betz Verlag, 271 – 332

Petzold TD: Praxisbuch Salutogenese - warum Gesundheit ansteckend ist. Südwest, München 2010

Piaget J (1955) Die Bildung des Zeitbegriffs beim Kind. Rascher, Zürich

Piaget J (1969)Das Erwachen der Intelligenz beim Kind. Klett, Stuttgart

Powers WT (1973a) Feedback: beyond behaviorism. Science 179, 351- 356

Prechtl HFR (1989) Wie entwickelt sich das Verhalten vor der Geburt? In: Niemitz C (Hrsg.) Erbe und Umwelt. Zur Natur und Selbstbestimmung des Menschen[2]. Suhrkamp, Frankfurt

Rauh H (2008) Vorgeburtliche Entwicklung und frühe Kindheit. In: Oerter R, Montada L (Hrsg.) Entwicklungspsycholgie[6], Betz Verlag

Resch, R (2014) Sozialrecht 6. Auflage, Manz-Verlag Wien

Rossmann P (2010) Einführung in die Entwicklungspsychologie des Kindes- und Jugendalters. Verlag Hans Huber, Bern

Ruckstuhl B (2011) Gesundheitsförderung. Entwicklungsgeschichte einer neuen Public Health Perspektive. Juventa Verlag Weinheim

Schenk-Danzinger L (2007) Entwicklungspsychologie, G&G Verlagsgesellschaft Wien

Schwartz FW, Friedrich W, Badura B, Busse R, Leidl R, Raspe H, Siegrist J (2012) Das Public Health Buch. Urban & Fischer Verlag Stuttgart

14.1 Bücher und Zeitschriftenartikel

Seiffge-Krenke (2008) Gesundheit als aktiver Gestaltungsprozess im menschlichen Lebenslauf. In: Oerter R, Montada L (Hrsg.) Entwicklungspsycholgie[6], Betz Verlag, 822 – 836

Smith KU, Warkentin, J (1939) The central neural organization of optic functions related to minimum visible acuity. Journal of Genetic Psychology, 55, 177-195

Smith KU, Kappauf WI, Bojar S (1940) The functions of the visual cortex in optic nystagmus at different velocities of movement in the visual field. Journal of General Psychology, 22, 341-357

Smith KU, Bridgman M (1943) The neural mechanisms of movement vision and optic nystagmus. Journal of Experimental Psychology, 33, 165-187

Smith KU (1945) Behavioral Systems Analysis of Aircraft Gun Systems. Special Report. Washington, D.C.: U.S. Air Force Air Materials Command

Smith KU, Smith WM (1962) Perception and Motion: An Analysis of Space-Structured Behavior. Philadelphia: Saunders

Smith KU, Zwerg C, Smith NJ (1963) Sensory-feedback analysis of infant control of the behavioral environment. Perceptual and Motor Skills, 16(3), 725-7

Smith KU, Ansell S (1965a) Closed-loop digital computer system for study of sensory feedback effects of brain rhythms. American Journal of Physical Medicine, 44(3),125-137

Smith K.U (1965b) Behavior Organization and Work. Madison, WI: College Printing

Smith KU, Smith, MF (1966) Cybernetic Principles of Learning and Educational Design. New York: Holt, Rinehart and Winston

Smith, K. U. and Henry, J. (1967) Cybernetic foundations for rehabilitation. Amer. J. Phys. Med. 46, 379-467

Smith KU, Smith TJ (1968) Educational Feedback Designs: New Horizons in Developmental and Learning Research. Chicago: Harper Junior College

Smith KU, Putz V, Molitor K (1969) Eye movement-retina delayed feedback. Science, 166, 1542-1544

Smith KU (1971a) Real Time Computer Analysis of Body Motion: Systems Feedback Analysis and Techniques in Rehabilitation. Washington, D.C.: Social and Rehabilitation Administration Report

Smith KU, Schremser R, Putz V (1971b) Binocular saccadic time differences in reading Journal of Applied Psychology, 55, 251-258

Smith KU (1971c) Experimental systems analysis of delayed steering feedback. In: Asmussen IE (ed). Symposium on Psychological Aspects of Driver Behavior, Volume 1, Driver Behavior, Section I.2. Voorburg, The Netherlands: Institute for Road Safety Research,1-20

Smith KU (1972a) Cybernetic psychology. In: Singer RN (ed.) The Psychomotor Domain. New York: Lea and Febiger, 285348

Smith K.U (1972b) Social tracking in the development of educational visual skills. American Journal of Optometry and Archives of American Academy of Optometry, 49: 50-59

14. Literatur

Smith, K. U. (1972c). Social tracking and social feedback control: The experimental foundations of social cybernetics. Madison, Wisconsin: Behavioral Cybernetics Laboratory

Smith KU, Smith MF (1973) Psychology. An Introduction to Behavior Science Boston. Little, Brown

Smith, K. U. (1980) Cybernetic Foundations for preventive behavioural health science: Paper for the International Conference of Humanistic Psycholgy, Zaragoza, Spain

Smith TJ, Smith KU (1987a) Feedback-control mechanisms of human behavior. In: Salvendy G(ed). Handbook of Human Factors. New York: Wiley, 251-293

Smith KU (1987b) Behavioral-Physiological Foundation of Human Development. Burnaby, British Columbia: Simon Fraser University Centre for Distance Education

Storch M, Cantieni B, Hüther H, Tschacher W (Hrsg.) Embodiment. Die Wechselwirkung von Körper und Psyche verstehen und nutzen. 2. Auflage. Verlag Hans Huber. Bern

Teschner K (1974) ASVG – Kommentar. Manz-Verlag. Wien

Thomas, JR, French KE (1985) Gender differences across age in motor performance: A meta analysis. Psychological Bulletin, 98: 260 – 282

Ting T, Smith M, Smith KU (1972) Social feedback factors in rehabilitative processes and learning. American Journal of Physical Medicine, 51(2), 86-101

Von Hofsten (2006) Action in development. Developmental Science 10, 54 – 60

Warkentin J, Smith K.U 1937) The development of visual acuity in the cat. Journal of Genetic Psychology, 50, 371-399

Wiener N (1948) Cybernetics. New York: Wiley

Wiener N (1960) Same moral and technical consequences of automation. Science, 131, 1355-1358

14.2 Internetquellen

apps.who.int/aboutwho/en/definition.html

www.statistik.at/web_de/statistiken/gesundheit/index.html

www.euro.who.int/de/who-we-are/policy-documents/ottawa-charter-for-health-promotion,-1986

www.euro.who.int/de/who-we-are/policy-documents/the-ljubljana-charter-on-reforming-health-care,-1996

www.who.int/school_youth_health/gshi/en/

www.who.int/world-health-day/previous/2002/en/

www.who.int/healthpromotion/conferences/previous/jakarta/en/hpr_jakarta_declaration_german.pdf

www.who.int/healthpromotion/conferences/6gchp/bangkok_charter/en/

Tabellenverzeichnis

Tab. 1　Erfordernisse aktiver gesundheitsfördernder Maßnahmen......30
Tab. 2　Unterschiedliche Angriffspunkte von Gesundheits-
　　　　 förderung und Prävention..36
Tab. 3　Unterschied zwischen traditionell mechanischem Ansatz
　　　　 und der kybernetischen Annahme 91-92

Abbildungsverzeichnis

Abb. 1	Statistik des österreichischen Bevölkerungsstandes	33
Abb. 2	Konzeptsystem	58
Abb. 3	Lernmodell/Lernzyklus	59
Abb. 4	Kompetenzfelder	61
Abb. 5	Konzeptsystem	62
Abb. 6	Aktivität-Symbol	63
Abb. 7	Sinne	64
Abb. 8	Bewegungselemente	64
Abb. 9	Interaktionsformen	64
Abb. 10	Funktionale Anatomie	65
Abb. 11	Menschliche Bewegung: Haltungs- und Transportbewegung	65
Abb. 12	Menschliche Bewegung: Paralleles/spiraliges Bewegungsmuster	66
Abb. 13	Anstrengung	66
Abb. 14	Menschliche Funktion: Position, Grundpositionen	68
Abb. 15	Menschliche Funktion: Bewegung am Ort und Fortbewegung	68
Abb. 16	Umgebung	70
Abb. 17	Wie werden im Unterricht die folgenden geistigen und sozialen Fähigkeiten erlernt bzw. vermittelt? Konzentration	100
Abb. 18	Wie werden im Unterricht die folgenden geistigen und sozialen Fähigkeiten erlernt bzw. vermittelt? Problemlösungsfähigkeit	100
Abb. 19	Wie werden im Unterricht die folgenden geistigen und sozialen Fähigkeiten erlernt bzw. vermittelt? Interaktionsfähigkeit	101
Abb. 20	Zufriedenheit der Pädagog/innen mit der eigenen beruflichen Tätigkeit	102
Abb. 21	Einfluss der Alltagsaktivitäten auf die Gesundheit: Positionen gestalten und halten	103
Abb. 22	Einfluss der Alltagsaktivitäten auf die Gesundheit: Physiologische Gesundheitsprozesse regulieren	103
Abb. 23	Einfluss der Alltagsaktivitäten auf die Gesundheit: Objekte tragen und balancieren	104

Abbildungsverzeichnis

Abb. 24	Die Bedeutung der Optimierung der Bewegungskompetenz: Diskussion	105
Abb. 25	Die Bedeutung der Optimierung der Bewegungskompetenz: Lösungsansätze ausprobieren	105
Abb. 26	Einfluss von MH Kinaesthetics auf die eigene Bewegung und Gesundheit	106
Abb. 27	Verständnis für alltägliche Bewegungsabläufe: gesundheitsfördernde Prozesse	107
Abb. 28	Verständnis für alltägliche Bewegungsabläufe: Bewegungsunterstützung	108
Abb. 29	Bewegungsprozesse als Lösungsansatz: kognitive Trainingsmethoden	109
Abb. 30	Bewegungsprozesse als Lösungsansatz: Körperliche Aktivitäten	110

Stichwortverzeichnis

A

Aktivität 14, 17, 18, 28, 48, 58, 62, 63, 65, 66, 70, 71, 72, 74, 85, 86, 89, 92, 117
Alltag 14, 51, 52, 56, 106, 109, 113, 117
Alltagsaktivitäten 18, 61, 67, 102, 103, 104, 115, 116, 117, 125
Anpassungsprozess 54
Anwendungsbereiche 52
Arbeitsproduktivität 91
Aufbaukurs 96

B

Bangkok-Charta 29, 30
Betreuer/innen 5, 6, 23, 90
Bewegung 5, 6, 13, 14, 18, 19, 21, 28, 39, 42, 45, 51, 53, 54, 55, 57, 58, 60, 61, 62, 63, 64, 65, 66, 67, 68, 69, 70, 71, 72, 74, 75, 76, 77, 78, 80, 85, 88, 89, 90, 93, 95, 96, 97, 98, 100, 106, 109, 111, 112, 113, 114, 115, 116, 117, 120, 126
Bewegungsabläufe 5, 56, 107, 108, 115, 126
Bewegungsapparat 113
Bewegungsfähigkeiten 18, 19, 54, 74, 96
Bewegungsintegration 83, 84
Bewegungskompetenz 21, 54, 55, 56, 60, 61, 104, 105, 115, 116, 126
Bewegungskontrolle 19, 73, 76, 90
Bewegungsmuster 18, 19, 39, 42, 45, 56, 66, 73, 76, 78, 88
Bewegungsrepertoires 21, 107, 116
Bezugsperson 79
Bildungsaspekte 60

C

chronische Erkrankungen 25, 34

D

Denkprozess 45

E

Effektive 13, 111
Eltern 6, 13, 14, 15, 17, 18, 19, 93, 94, 97, 98, 114, 117
Embryo 81, 111
Empfindung(en) 84, 91
Entwicklung 15, 17, 30, 39, 40, 41, 42, 43, 44, 45, 46, 47, 48, 49, 51, 52, 53, 55, 60, 70, 72, 77, 79, 80, 81, 83, 86, 87, 88, 90, 91, 92, 95, 97, 114, 117, 120
Ergebnisse 11, 17, 44, 52, 75, 76, 77, 81, 88, 99, 111, 115, 117, 119, 123, 125
Erziehungsberechtigte 14, 19, 99
Evolution 83, 87

F

Feedback – Kontrolltheorie 55
Feedback-Kontrolle 83, 87
Feedback-System 81
Fötus 39, 67, 81, 86
Funktion 26, 67, 68, 69, 72, 73, 74, 81, 88, 96

G

Gedächtnis 85
Gesundheit 6, 11, 13, 14, 15, 17, 21, 25, 26, 27, 28, 29, 30, 31, 32, 34, 35, 36, 37, 51, 52, 54, 55, 56, 61, 92, 93, 94, 95, 97, 98, 102, 103, 104, 106, 112, 114, 115, 116, 119, 120, 121, 125, 126
Gesundheitsentwicklung 5, 17, 18, 19, 35, 55, 78, 94, 119
Gesundheitsförderung 19, 27, 29, 30, 31, 32, 33, 34, 35, 36, 37, 119, 120, 123
Gesundheitsinteressen 36
Gesundheitsprobleme 13, 33, 94
Gewohnheitsmuster 14, 94
Gleichgewicht 53, 68, 69, 114
Grundkurs 95
Grundlagen 18, 19, 31, 48, 53, 54, 71, 78, 87, 97

I

individuelles Verhalten 72
Interaktion(en) 17, 18, 19, 27, 48, 49, 60, 61, 63, 71, 75, 77, 78, 79, 80, 82, 83, 84, 87, 88, 89, 90, 92, 95, 96, 114
Interaktionsfähigkeit 79, 101, 125

J

Jakarta Deklaration 29, 30
Jugendalter 17, 46, 47, 120

K

Kindergärten 14, 15, 21, 23, 94, 97, 99, 104, 117
Kindergartenkinder 113
Kindergartenpädagog/innen 93, 94, 97, 113

Stichwortverzeichnis

kognitiv 17, 18, 40, 41, 42, 43, 45, 46, 47, 109, 126
Kommunikation 40, 71, 76, 78, 84, 87, 88, 90, 91
Konzentration 93, 98, 100, 125
Konzentrationsschwäche 21, 108, 109, 116
Konzeptsystem 58, 62, 70
Koordination 19, 40, 42, 43, 45, 47, 48, 74, 75, 82
körperlich 13, 14, 15, 27, 28, 35, 42, 46, 109
Kranke Menschen 90
Krankheit 25, 26, 27, 33
Kybernetische Theorie 85

L

lebende Systeme 53, 54, 55, 71
Lebensjahr 28, 42, 43, 113
Leistung 82, 83, 87
Leistungsfähigkeit 13, 15, 41, 42, 46, 47
Lern- und Verhaltensstörungen 13, 94
Lernen 43, 85
Lernprozesse 55, 107
Ljubljana Declaration 29

M

menschlich 65, 66, 67
methodische Fähigkeiten 21, 93, 99, 116
methodische Werkzeuge 57
MH Kinaesthetics 5, 17, 21, 23, 51, 52, 53, 54, 55, 56, 57, 58, 60, 61, 62, 63, 67, 71, 89, 90, 94, 95, 96, 97, 98, 99, 106, 116, 117, 126
MH Kinaesthetics-Bildungssystem 57
motorisch 15, 39, 40, 42, 47, 49, 53, 81, 82, 84, 85, 102
Muskeln 42, 65, 71, 82, 89

N

Neugeborene 17, 40, 41, 42, 71

O

Organisation 12, 53, 55, 61, 71, 81, 83, 85, 86, 96, 124, 126
Organsysteme 111
Ottawa-Charta 29, 30, 35

P

Pädagog/innen 5, 6, 14, 21, 23, 93, 99, 100, 101, 102, 104, 106, 107, 108, 114, 115, 116, 117, 125
Pflegende 54, 77, 78, 79, 89, 90
pränatal 39
Prävention 25, 27, 29, 31, 32, 33, 34, 36, 37, 123
Problemlösungsfähigkeit 100, 125

Projektablauf 95
Projektziele 95
Prozess 19, 26, 30, 34, 53, 57, 59, 70, 73, 82, 83, 84, 88, 92

Q

Qualität 11, 31, 52, 54, 57, 67, 119

R

Ressourcen 27, 35, 36, 56, 91
Rückkoppelungsmechanismus 53

S

salutogenetischer Ansatz 26
Schulalter 46
Schulen 14, 15, 21, 34, 53, 99, 104, 116, 119
Selbständigkeit 90
Selbstevaluationsprozess 60
Selbstkompetenz 115
Selbstkontrolle 19, 88, 89
Sicherheit 91
Sinnesempfindungen 48
Social Tracking 18, 77, 79, 87
Sozialbereich 51
sozial 36, 86
Stimulation 85
Synchronisation 18, 71, 76, 77, 78

T

Tracking Formen 19
Trainingsmethoden 109, 126
Transport- und Haltungsbewegung 75

V

Veränderung(en) 54, 74
Verhaltenskybernetik 17, 19, 53, 55, 71, 72, 75, 81, 84
Verhaltensmuster 14, 19, 40, 41, 94
Volksschüler 113
Volksschullehrer/innen 93, 94, 95, 97
Voraussetzungen 18, 115
Vorschulalter 43, 44, 45

W

Wahrnehmung 15, 36, 48, 49, 51, 57, 60, 84, 96, 114
Wahrnehmungsentwicklung 48, 49
Wirksamkeit 57, 60, 69

Z

zentrales Nervensystem 84, 85
Zufriedenheit 95, 102, 115, 125
Zusammenhang 27, 34, 42, 49, 82, 89